本当に明日から使える漢方薬シリーズ　番外編③

じゃぁ、そろそろ減量しませんか？
正しい肥満解消大作戦

被曝せずに内臓脂肪が測定できる世界初のマシン，デュアルスキャン

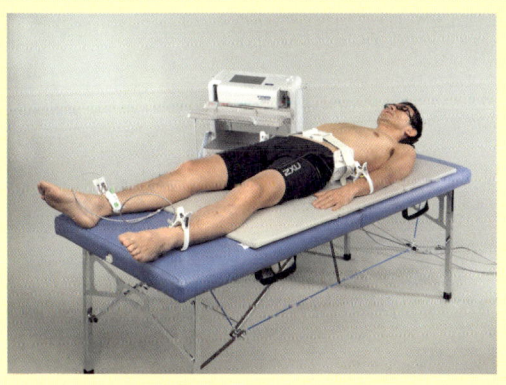

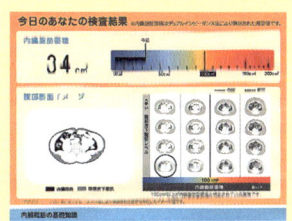

著者も測定してみました。このように結果が表示されます。

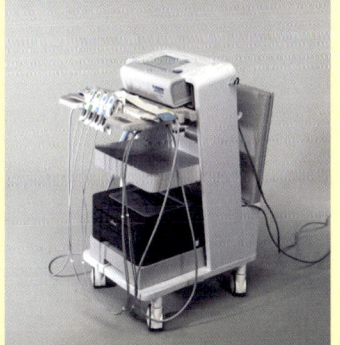

オムロンヘルスケア株式会社
内臓脂肪測定装置 HDS-2000
DUALSCAN（デュアルスキャン）

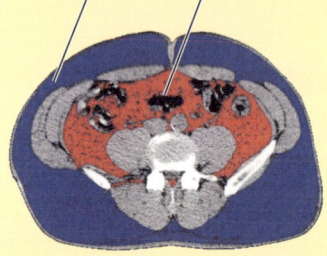

内臓脂肪が超悪人

　どれだけ太っていて良いのか。その答えを導き出すものが内臓脂肪です。体の脂肪は大きく皮下脂肪と内臓脂肪に分けられます。家庭などで簡単に測定できるのは体脂肪率です。体重の何パーセントが脂肪かという値です。その値で自分の体脂肪量の経過を見ることには意味がありますが，値自体にはあまり重要な意味はありません。大切なことは，皮下脂肪が多いのか，内臓脂肪が多いのかということです。お腹の横断面を見たときに内臓脂肪が 100 cm^2 以上であると，いろいろな生活習慣病を起こしやすいということが経験的に判明しています。それをわかりやすくしたのがメタボリックシンドロームという言葉です。つまり腹囲（男性 85 cm 以上，女性 90 cm 以上）は内臓脂肪 100 cm^2 以上を推測するために便宜的に使用されているだけです。そもそもの出発点は内臓脂肪量なのです。太っていても内臓脂肪が 100 cm^2 未満であればそれほどの心配はなく，あまり太っていなくても内臓脂肪が 100 cm^2 以上であればとても心配なのです。皮下脂肪は「ちょい悪」，内臓脂肪は「超悪」と理解すればいいのですね。

　ではその内臓脂肪はどうやって測定するのでしょう？CT スキャンという器械で体の横断面を撮影して測定する方法が一般的ですが，被曝しますのであまり頻回には行われま

せん。そこで近年登場したのが，世界で初めて被曝せずに内臓脂肪を測定する器械です。数分で測定可能です。名前はデュアルスキャン（巻頭写真）です。この器械の登場でますます内臓脂肪と健康の関係が明快になると思っています。

　右側 A はちょい太り（BMI＝23.9）ですが，内臓脂肪は 116.6 です。つまり相当真剣に内臓脂肪を減らす必要があります。一方で，左側 B は BMI が 31.2 と超肥満体型ですが，内臓脂肪は 100 cm^2 未満です。つまりあまり心配する必要のない肥満と言えます。

　BMI＝22 が最適な体重とか，BMI＞＝25 以上は肥満体型で，BMI＞＝30 は超肥満とか言われます。一方でちょい太りが長生きだとも言われます。そもそも皮下脂肪と内臓脂肪を混同して議論することに無理があるのですね。内臓脂肪は超悪で，内臓脂肪が 100 cm^2 以上は明らかな危険信号と理解することが肝要です。

新見先生の肥満の漢方治療によせて

　大学時代の同級生である新見先生から推薦文を依頼され，即答で OK させていただいた。新見先生の血管外科医としての活躍は存じ上げていたが，一方で彼が漢方を勉強し，多数の著作を出す専門家になっていることは知らなかった。研究や後進の指導にあたる多忙ななか，まったく別の分野を勉強された努力には頭のさがる思いである。

　さて，今回の新見先生のテーマは肥満の漢方治療である。漢方による肥満治療は，いま注目すべき分野のひとつと思われる。というのも現在，肥満の治療法の選択が制限された状況にあるからだ。この 10 年余り使われてきたシブトラミンという食欲抑制薬は，服用を続ける限り数％の減量の維持を可能にした。しかし昨年，日本にいよいよ導入されようという矢先，心血管病のリスクを増すということで，突如，使用中止となってしまった。現在，使用可能な薬物は脂肪吸収阻害薬であるオルリスタット（日本では採用されていない）と食欲抑制薬のマジンドール（こちらは諸外国ではあまり使われない古い薬）のみである。

　一方，高度の肥満者には，一般に外科手術が勧められている。肥満に外科手術とは過激な方法に聞こえるが，長期の減量維持は食事や運動療法をはるかにしのいでおり，今やアメリカでは年間 20 万人，他の EU 諸国でも年間数千〜1 万人余りが受ける標準的な治療法である。しかし，健康保険の適

応がなく，他の医療費が安い日本では，なかなか広まっていかない（それでも海外で手術を受けるのに比べて半額くらいなのだが…）。

このため日本では，肥満の治療は食事と運動に頼らざるを得ないのが現状であり，他の手段として，漢方は考慮すべき治療法のひとつといえる。その長期的な減量維持効果，減量にともなう心血管病リスクの改善効果について，今後きちんと検証する必要があり，新見先生の興味はそこにあるのではないかと思う。

一方で，新見先生は食事や運動の重要性も説いている。適切に身体を動かすことと緩やかな食事制限が重要であるとする新見先生の考えには，私も基本的に賛成である。食事や運動の継続には，指導する側のカリスマ性も重要である。本書は新見先生ならではの率直な記述が随所に見られ，また，運動や健康的な食事を実践している者ならではの自信にあふれている。こうした新見ワールドに魅かれて集まった患者さんが，漢方治療を併用しながら，食事や運動に積極的に取り組まれれば，素晴らしいことだと思うし，本書がそのきっかけになることを願っている。

平成 23 年 10 月
慶應義塾大学スポーツ医学研究センター教授

勝川　史憲

はじめに

　この本は,「○○日間で痩せる」とか,「無理せずダイエット」とか,「楽々減量」といった簡単に減量しようということを目的とした本ではありません。そんなことが可能であれば,その本や方法がベストセラーになり,世の中で,肥満で困っている多くの人々がその恩恵にあずかっているはずです。そんな簡単で安易な方法があるわけがないのですね。そんなことは多くの方が知っていながら,感じていながら,実際にはできないのですね。つまり根本的な心の改善がなにより重要です。

　この本は肥満の現代医学的解説と,肥満を放置した場合の将来的な損失,そして著者自身が痩せた方法の紹介,漢方的思考の重要性と漢方薬の有用性を書き記したものです。そして,肥満合併症治療入院の概略もご説明します。

プロローグ ……………………………………………… 13

僕の減量作戦と漢方の限界／漢方的思考とは

第1章　肥満の科学
―現代医学的なアプローチ― ……… 21

なぜメタボはいけないの／メタボリックシンドロームの基準はいいかげん？／デジタル感覚の危うさ／なぜ内臓脂肪は悪役か／三大栄養素／脂肪とは／動物性脂肪と植物性脂肪／なぜ腹囲なの？／BMIとは／では適正体重は？／そうは言っても痩せた方がよい人もいる／なぜ肥満がいけないの？／糖尿病／脂質代謝異常／高血圧／高尿酸血症・痛風／動脈硬化性疾患／脂肪肝／尿蛋白・肥満関連腎症／睡眠時無呼吸症候群／整形外科的疾患／月経異常・不妊／がん／本当に肥満が悪いの？／なぜ太るのか／炭水化物が脂肪になる／健康な島が無残な結果に／必要カロリーはどれくらい／ちょい太りがいい／基礎代謝／運動で痩せる？／だいたい150キロカロリー／運動の強度の正確な定義はMET／酸素は何をしているの？／ミトコンドリア／アデノシン三リン酸（ATP）／赤筋と白筋／エネルギー貯蔵タンク／がんとミトコンドリア／酸素の歴史／老化の原因，活性酸素／グリセミックインデックス

（GI スコア）／アルコールのカロリーは？／たんぱく質は蓄えられるの？／分岐鎖アミノ酸（BCAA）／妊娠と肥満／カロリーを見る習慣を／カロリーオフ飲料の不思議／とんでもないカロリーの品々／ストレスと肥満／肥満は遺伝？／夢の痩せ薬／社会的要因／ともかく食べたいのだ／リバウンドは悪／成長ホルモン／フィットネスクラブは焼き畑スタイル／肥満は損？？？？／The point of no return／外科治療／有酸素運動を頻回に行うと

第 2 章　漢方的思考と肥満 ……………………… 93

漢方で肥満解消？／ダイエットの考えなし。飢餓の時代／アナログ感を大切に／一生続ける／漢方は養生のひとつ／森全体を治す／心を治す／体質を改善する／足し算の知恵　精製されたものとの違い／単品ダイエットは危険／理想的な栄養バランスは？／痩せる気力がない（気虚）／実証は痩せやすい／虚証は痩せにくい／運動は実証を作るため／陽証は基礎代謝亢進／陰証は痩せにくい／拒食症は血虚／イライラ食いには加味逍遙散／駆瘀血剤は肥満に有用／消化管が大切　腸内細菌で太る／水毒は当然にデブ／腹八分目に慣れる／ゆっくり食べる／煙草の危険

第3章　肥満合併症治療入院プロジェクト …117

病的肥満に対する健康保険診療です／入院の目的／自分の正しい認識を／肥満解消は簡単ではないと体感する／自分の希望するカロリーを摂取／毎朝，夕の体重測定／エアロバイクで運動のカロリー数を体感／食品カロリーの勉強／もう少し食べたい時にやめる／朝食はきちんと食べる／適切な運動の勉強／CTで内臓脂肪を正確にチェック／デュアルスキャンで内臓脂肪を頻回にチェック／採血／心電図／睡眠時無呼吸のチェック／腰・膝X線検査／胸部X線検査／心臓超音波検査／頸動脈エコー／脈波（ABIとPWV）／胃内視鏡検査，大腸内視鏡検査／減量計画の原則／朝の散歩／活動量計／漢方薬の選択／市販の漢方痩せ薬の危険性／愛誠病院／痩せる方法のまとめ

あとがき

150キロカロリーの目安
愛誠病院肥満合併症治療入院ホームページ
愛誠病院健康管理センター受診者BMI統計
参考文献

プロローグ

プロローグ

　2011年5月15日，1年半前までは運動嫌いで，8ヵ月前までは金槌であった僕が，51.5 kmのトライアスロンを完走した日です。その日の午後に，我が家に新しい家族が増えました。子犬の小雪ちゃんです。ビションフリーゼという犬です。4月4日生まれですので，生まれてからまだ6週間です。さて，小雪ちゃんを飼うに当たり，餌はドッグフードや犬用のミルクを与え，それ以外のものは決して与えないように教えられました。動物園にも「決められた餌以外は勝手にあげないで下さい」といった看板を目にします。そしてある程度大きくなるとお散歩が必要になるなどとブリーダーの人に教わりました。自宅周囲でペットの散歩をしている人の姿はよく目にします。そんなペットを飼育する人たちの仲間入りをしてしまいました。ペットの散歩をしている人を見ると結構太っている人もいます。犬の散歩は一生懸命するのに，自分自身はあまり運動をしないのでしょうか。ペットには厳重な食事管理をするのに，自分の栄養管理はどうしているのでしょうか。日常の風景がふと疑問な風景に思えてきました。

　ペットも美味しいものを食べさせるとどんどんと太っていくのでしょう。子犬のときは特に甘みのある美味しいドッグフードはあげないようにと教わりました。それを食べると普通のドッグフードは食べなくなるそうです。そしてペットは何でも食べさせる状態で飼育するよりも，少ない食事でやや空腹感を感じさせながら育てたペットの方がずっと長生きするという報告も出ています。実験動物やサルでも同じ研究結

果が得られています。

　過食は早死になのですね。そんなことはなんとなく理解していながら自分では実行できない人間の弱さがあるのでしょう。

僕の減量作戦と漢方の限界

　5年間の英国留学の後，1998年に日本に戻り，その後大学病院で外科医として働くようになりました。40歳前後の頃です。外来，予定手術，緊急手術など忙しく24時間，365日働いているうちにいつの間にか，体重は90kg近くになりました。ズボンのウエストは93cmです。そんな体重になると階段で建物の4階まで上がるのもしんどくなります。そして血圧は収縮期（高い方の血圧）が140ぐらいになり，いよいよ降圧剤のお世話になる日も近いのかと思っていました。

　そんな忙しい中でも，新しいことを見つけるのが好きな性分な僕は，本邦で最初となる健康保険適応でのセカンドオピニオン外来を始めました。1時間患者さんのお話しを聴く外来です。木曜日に7人，土曜日に5人ぐらいの人々の相談にのっていたのです。患者さんの病院への支払い額は健康保険適応ですので僅か1,000円ぐらいですが，わざわざ高額な交通費を払って日本中から患者さんが殺到しました。そしてわかったことは，9割以上の方が正しい医療を施されていなが

プロローグ

ら，満足していないのです。施されている治療が腑に落ちていないのです。誤った医学的治療をされていれば正しい医療を行っている施設を紹介すればすむのですが，現状が正しいとほとほと困ってしまいました。西洋医学的に間違ってはいないのですが，患者さんの訴えや症状が続くことは少なからずあります。そんな現代西洋医学の限界に気がついて，漢方薬に目を向ける機会となりました。漢方薬は現代西洋医学が発達する前からある治療です。その漢方が現代西洋医学の限界に対して，補完医療として役に立つことがあるのに気がつきました。

　僕が学生の頃は，漢方の講義もなく，漢方を処方する医師もほとんどいない状態でしたので，漢方に親しむ機会はまったくなく，自分とは別世界のものと思い込んでいました。その漢方薬に西洋医学の限界を感じて興味が沸いたのです。疑い深い僕は，まず自分の体で試すことにしました。大柴胡湯と桂枝茯苓丸という健康保険適応の漢方エキス剤を使用すると次第に体重が減少し，72 kg にまで落ちました。そしてウエストは 80 cm となったのです。

　漢方薬だけで痩せようというのは虫のいい話であることは十分知っています。僕がやったことは，食事の量を3分の1から4分の1ぐらい減らす。間食はしない。サイダーやコーラのような甘い清涼飲料水は一切止めてお茶かお水にする。コーヒーは砂糖抜きにするといったことです。でもそれをしっかりと行いました。そんな他愛もないことを積み重ねて数

年かけて約 20 kg 近い減量に成功しました．

　漢方薬を飲んで，減量にも成功し，花粉症も治り，後頭部の薄毛もなくなり，イボ痔が治り，そして肩凝りも解消し，熟眠感も増しました．いいことずくめです．しかし，目の下のクマは今でもなくならず，またたいした運動もしていないので，動くとすぐに心臓がドキドキしました．

　漢方を指導して頂いている松田邦夫先生は，漢方は養生のひとつで，運動や食生活の管理，精神管理も必要といつもおっしゃっています．73 歳から水泳を始め，今やバタフライを含めた 4 泳法が泳げて，月に 100 km のランニングをされています．そんなお話しを伺っているうちに，僕も運動を始めようと思いました．それが約 1 年半前のことです．最初にジムに行って固定してある自転車をこぎました．最初の体力測定です．耳たぶに心拍数のセンサーを付けて，負荷による心拍数の変化を拾います．そして何歳相当の心肺機能かがすぐに算出されます．その結果はなんと 74 歳でした．何度繰り返しても，70〜75 歳の値しか出ません．

　ジムに行くのであれば，1 年間はトレーナーについて頑張るように松田先生に言われましたので，黙って 1 年間トレーニングに励みました．その結果 1 年後には心肺機能は 30 歳となったのです．そして，水泳を始め，自転車を始め，ランニングに興味をもち，その集大成として 51.5 km のトライアスロンを何とか完走したのです．運動をすると筋肉は締まり，体重はさらに減って 66 kg となりました．食事療法と漢

プロローグ

方薬で,なんとか痩せてはいましたが,なんとなくぶよぶよで皺っぽく痩せていたのが,ほどよく筋肉が付き,皮下脂肪が減り格好良くなりました。そして頭の回転が速くなり,意思決定が迅速になり,熟眠感はますます増し,仕事の能率は数倍アップしました。

長くお付き合いしている患者さんにも,「先生は年々若くなる」と言われています。そんな僕の体験を話したり,その体験を応用したりして,僕のまわりの患者さんもどんどんと痩せる人が増えていきました。そして正しい肥満解消の本を書こうと思ったのです。

漢方的思考とは

漢方は昔の知恵です。現代西洋医学が発達したのは最近150年です。特に素晴らしい進歩は第二次大戦後,そして最近の20年の進歩は目を見張るものがあります。そのはるか昔から漢方は存在しています。しかし多くの命を落とす病気には無力であったかもしれません。その点,現代西洋医学的治療はサイエンティフィックで論理的で,たくさんの疾患を治しています。現代では,むしろ漢方薬は現代西洋医学的治療で治らないような訴えや症状にその本領を発揮しています。現代西洋医学は無数とも思われる物質の中から純物の薬を探索し,そしてそれを化学合成してきました。漢方はそんな分離,精製,合成ができる前の知恵です。そんな昔の知恵

でいったい何をしたのでしょうか。それは足し算をしたのですね。長い歴史と伝統で、こんな症状にはこんな生薬が有効であるということを経験的に知っていました。そんな生薬を足し合わせて生薬の効果を増し、副作用を減らし、そして新しい作用を創り出していったのです。この足し算の知恵が漢方の知恵なのです。そして現代西洋医学的な病名を知る手段も方法も知恵もありませんでした。ですから体全体を診て、そして体全体を治そうと試みたのです。現代西洋医学は論理的な方法で症状や訴えと治療薬を結びつけます。漢方は今から見ればなんとなく胡散臭い方法で症状や訴えと漢方薬を結びつけているのです。しかし昔の知恵は素晴らしく、自分に適する漢方薬に巡り会うと体全体が、心も体も快適になるということを経験します。これは漢方薬が生薬の足し算だから、そして体全体を治すようにセットアップされているからできる芸当です。そんな漢方の知恵を肥満という現代西洋医学的になかなか解決できない訴えに用いようということです。決して漢方薬だけで肥満を治そうという試みではありません。そして漢方薬は養生のなかに組み込まれています。他に努力することをしっかり行って、そのうえで漢方薬を併用するといろいろな症状や訴えが軽快するのです。将来的には、いくら食べても太らないような魔法の薬が開発されるかもしれません。しかし、そんな薬が開発されれば強欲な人間はもっと食べるようになるのです。漢方的思考は昔の知恵です。現代の医学はどんどんと数値化されています。つまりデ

プロローグ

ジタル思考です。漢方のアナログ感が実はとても大切だと思っています。アナログということは，相対的であることも意味します。それぞれを数値で絶対評価できない以上，あるものとあるものを比べることしかできません。そんなアナログ感が肥満治療には大切です。そして体全体を，心と体を一緒に改善していく漢方的思考が有用です。ひとつのことだけを行ったり，ある薬だけを飲むというような純物主義ではなく，バランスの取れた調和が大切です。それらが肥満症解決には重要ということを説明していきます。

第1章 肥満の科学
―現代医学的なアプローチ―

第1章　肥満の科学　―現代医学的なアプローチ―

なぜメタボはいけないの

　メタボリックシンドロームは有名な言葉になりました。2006年に厚生労働省がメタボリックシンドロームの診断基準を発表しました。肥満の人と肥満の予備軍を含めての総称です。ではなぜ肥満がいけないのでしょうか。それは，肥満の人は，いろいろな病気にかかり，早く死ぬからです。この簡単な結末を理解することが肥満解消大作戦にはとても重要なことなのです。肥満でも長生きしている人はいると反論する人もいるでしょう。確かにそういうまれな人もいるかもしれません。しかし肥満はいろいろな病気を醸し出す前段階なのです。

メタボリックシンドロームの基準はいいかげん？

　メタボリックシンドロームには実はいろいろな基準が世界中にあるのですね。日本肥満学会と国際糖尿病連合の基準を示します。

日本肥満学会のメタボリック基準

臍周囲径　男性：85 cm 以上　女性：90 cm 以上　必須かつ,

① 脂質　中性脂肪　150 mg／dL 以上,
　　HDL コレステロール　40 mg／dL 未満
② 血圧　最高血圧 130 mmHg 以上, 最低血圧 85 mmHg 以上
③ 空腹時血糖　110 mg／dL 以上
＊3 項目中 2 項目以上を満たすこと

国際糖尿病連合の基準

腹囲　男性：90 cm　女性：80 cm 以上　必須かつ,

① 血圧　最高血圧 130／最低血圧 85 mmHg 以上
② 脂質　中性脂肪　150 mg／dL 以上
③ HDL コレステロール　男性 40 mg／dL, 女性 50 mg／dL 未満
④ 空腹時血糖　100 mg／dL 以上
＊4 項目中 2 項目以上を満たすこと

いろいろな基準があること自体矛盾ではないかと思ってしまいますね。それはデジタル感覚に慣れている現代人だからこその発想ですね。大切なことは，太ることはいろいろな病気の予備軍であるという認識です。その太り方に実は比較的よい太り方と，悪い太り方があるとわかったのですね。悪い太り方とは内蔵に脂肪がたくさんあることです。一方で，中高年のご婦人がミシュランのロゴの人形のようにお腹が二段腹，三段腹となっていることがあります。足や手は細く，体

第1章　肥満の科学―現代医学的なアプローチ―

重もちょっと平均以上だけれどもお腹の皮がつかめるタイプです。実はこんなタイプの肥満はそんなに悪くないのです。お腹の皮がつかめるということは，内臓脂肪が少ない可能性が高いのですね。一方でウエストが結構太いのに，お腹の皮はパツパツでつかめない男性も結構多いですね。こんなときは，内臓にたくさんの脂肪が蓄えられている可能性が高いのです。つまり悪い肥満ということです。

　実際にメタボリックシンドロームには問題点が少なからずあり，数値に関しては「捏造」といわれかねないほど怪しいという研究者もいます。実際にメタボリックシンドローム自体は病気ではなく病気になる前の警鐘だということの認識は少なく，またウエスト周囲径を臍の位置で測定しているのは日本だけで，男性のウエスト周囲径の基準が女性のウエスト周囲径の基準より小さいのも日本だけです。

　しかし，僕にはデジタル的な定義はどうでもよいのですね。メタボリックシンドロームの基準は，「これ以上の肥満には気を付けて下さいね」というメッセージですから，デジタル的に全世界共通にはなかなか決まらないのです。いろいろな基準があるから信用できないと思っていること自体が問題なのです。大切なことは「デブは病気になり，早く死ぬ」というアナログ的な自覚です。当たり前の認識が大切です。それを数字にして，デジタル感覚で表現して，その基準を満たす，満たさないで一喜一憂することが間違いです。アナログ的な直感が大切で，その基本的認識を持てば十分なのです。

デジタル感覚の危うさ

　健康診断でもデジタル感覚満載です。なんとなく調子が悪いと自覚していながら，健診で異常がないと，それをいいことに無理をするということが生じます。またまったく日常生活に異常がなく，元気溌剌としているのに，健康診断で異常値が出て，それだけで病気のようになっている人もいます。大切なことは体の変調に敏感になることです。アナログ的な感性が実は一番大切です。アナログ感でなんとなく調子が悪いのに，現代西洋医学的なデジタル感で異常がない状態を漢方では未病と呼んでいます。こんな未病の状態に敏感になることが大切なのであって，デジタル的診断はそれに付随するものなのです。

なぜ内臓脂肪は悪役か

　まず，動物は余剰な栄養を内臓脂肪に溜め込みます。皮下脂肪にはあまり溜まらないのですね。アザラシやオットセイなどは体温を維持するために皮下脂肪に余剰の栄養を溜め込めますが，これは例外と思われています。すると人間が皮下脂肪にたくさん栄養を溜め込めることはアザラシやオットセイと同じように例外的です。しかし，その機序はわかっていないようです。僕は一般外科医ですので，たくさんの手術をしました。メスでお腹を切ると，皮膚の下に脂肪が出てきま

第1章 肥満の科学―現代医学的なアプローチ―

す．これが皮下脂肪ですね．薄い人は1cmもありませんが，厚い人は5cm以上もあります．そして内臓を入れている腹腔の境となる腹膜を切り開くと胃や小腸，大腸，肝臓などが見えてくるのです．小腸や大腸は口から肛門を結ぶ消化器の管の一部ですが，管といいながら背中の方と腸間膜という血管を含んだ膜でつながっています．この腸間膜に脂肪が溜まるのですね．これが内臓脂肪です．内臓脂肪がない人は本当に薄い腸間膜なので，腸に酸素を運ぶ動脈や，腸の栄養を吸収して肝臓に運ぶ静脈が透けて見えます．一方で内臓脂肪がたっぷりと腸間膜に溜まっている人では脂肪のなかに血管がありますので，まったく見えません．黄色の脂肪がお腹一面に広がっているといった光景になります．

　どんどんと余剰な栄養を脂肪に溜め込むと，脂肪細胞はどんどんと大きくなります．脂肪細胞は数が最初から増えることはほとんどなく，どんどんと細胞自体が大きくなるのですね．そしてパツパツになります．通常の脂肪細胞は直径が0.07〜0.09mm前後ですが，それがどんどん大きくなり0.15mmぐらいになります．その後は脂肪細胞の数も増加するようです．そしてこの脂肪細胞はエネルギーの貯蔵庫としての役割のほかに，いろいろなホルモンを出していることがわかってきました．そのホルモンは総称してアディポサイトカインと呼ばれているホルモンです．その中には血圧を上げて高血圧を導くホルモンや，インスリンの働きを邪魔して糖尿病にするホルモンや，脂肪の代謝異常を導くホルモンがありま

す。ですから脂肪細胞は実はホルモンを分泌する内分泌臓器なんですね。それも長生きには悪役を演じるホルモンをどんどんと放出するのです。

　ではなぜ内臓脂肪が，皮下脂肪より悪いのでしょうか。その原因は推測の域を出ませんが，食事はすべて腸で吸収され内臓脂肪で充満した腸間膜のなかの血管を通って肝臓に流れ込みます。この腸の静脈がどんどんと集まったものを門脈と呼び，門脈は肝臓の血流量の9割以上を占めます。この割合は食事の有無や体位で変わるのですが，肝臓の動脈の血流は門脈の血流に比べればごく僅かということです。内臓脂肪が分泌するいろいろな物質は，門脈という栄養の道を通って直接に肝臓に入り込むので内臓脂肪は悪役なのではと考えられています。

三大栄養素

　三大栄養素とはたんぱく質，脂質，炭水化物で，体を構成する成分であるばかりか，生命のエネルギー源になっているので大切なのです。炭水化物には植物由来のセルロースとデンプン，そして動物由来のグリコーゲンがあります。セルロースもデンプンもグリコーゲンも，糖類が多数連なったものです。人間の体にはセルロースを分解する能力がないので，セルロースは人間にとって栄養価はゼロです。植物繊維として昨今話題になりますが，便通をよくしたりします。デンプ

ンは唾液や消化管の酵素でグルコースやフルクトースといった糖が1個の形（単糖類）に分解されてから吸収されます。

　たんぱく質も消化管内の酵素でアミノ酸に分解されてから吸収されます。中性脂肪は消化管内の酵素でグリセロールと脂肪酸に分解されます。脂肪酸は水に溶けませんので，胆汁酸などと一緒になって，水に溶けやすい形（ミセル）を形成し，吸収されます。このように，炭水化物もたんぱく質も脂肪も，消化酵素の働きで小さく分解されてから吸収されるのです。そして，脂肪は1gあたり9kcalです。炭水化物やたんぱく質は1gあたり4kcalなのです。なんといっても脂肪が高カロリーなのですね。

脂肪とは

　脂肪という言葉の他に，脂質という言葉もあります。脂質は生体にあり，しかし炭水化物やたんぱく質とは異なって水に溶けにくい性質を持つものの総称です。細胞内に溜まった脂肪は，正しくは中性脂肪と呼ばれますが，脂質には中性脂肪の他，脂肪酸やコレステロール，リン脂質が含まれます。中性脂肪とはグリセロールが脂肪酸3つとつながったものです。一方でコレステロールはまったく脂肪酸とは構造式が異なり，それらは細胞膜の重要な構成成分で，ホルモンやビタミンDの原料です。

動物性脂肪と植物性脂肪

　細胞内に溜まる脂肪は中性脂肪で，それは脂肪酸3つとグリセロール1つからできています。つまり脂肪の基本は脂肪酸です。脂肪酸には動物性脂肪酸と植物性脂肪酸があります。前者は室温では固まっており，心臓病の原因などとも言われています。後者は植物油に多く，菜種油のように常温で液体が多いのが特徴で，検査値や健康状態に悪影響を与えない善玉と思われています。オリーブ油などが健康食品として重宝される理由でもあります。すると動物性脂肪を多く含む乳製品を多量に成人が摂ることは健康に良くないことに通じます。これも量の問題で，すべての乳製品の摂取を止める必要などはなく，多量に摂ることを控えることが大切です。こんなアバウトなアナログ感が大切で重要です。

　脂肪酸は炭素が鎖のようにつながったものです。その炭素の数が増えて長くなると溶けにくくなります。つまり固体になります。炭素の数が4〜8個の脂肪酸は室温では液体です。ミルク，ヨーグルトなどの乳製品に含まれています。動物に由来する脂肪は炭素数が16〜18個で通常は個体です。

　また二重結合の数が増えると液体になります。動物性脂肪には飽和脂肪酸が多く常温では固体ですが，植物性脂肪には不飽和脂肪酸が多く常温では液体です。植物や魚油から得られる天然の不飽和脂肪酸は不飽和部分の二重結合がシス型です。二重結合の両側が同じ側を向いているといった意味で

す。液体の不飽和脂肪酸からマーガリンのような固体の脂肪酸を作るには人工的に水素を添加します。この過程で飽和脂肪酸にならなかった一部の不飽和脂肪酸がトランス型結合に変化します。トランスとは二重結合の両側が反対側を向いているといった意味です。この不飽和脂肪酸をトランス脂肪酸と呼び，これらは心疾患を起こすなどの危険性が高いと言われています。

なぜ腹囲なの？

メタボリックシンドロームの基準に実は体重は入っていませんね。日本肥満学会の基準で大切なのは腹囲です。腹囲が女性では 90 cm 以上，男性は 85 cm 以上でなければ，まず出発点をクリアしません。この数字は体を輪切りにする CT スキャンで内臓脂肪の量を計測した結果，断面積で 100 cm^2 以上の内臓脂肪を持つ男性のへそ周囲径の平均が大体 85 cm で，女性が 90 cm であったからだそうです。つまり女性は皮下脂肪の二段腹，三段腹の人が比較的多く，男性よりもへそ周囲径では皮下脂肪が多く，90 cm 以下であれば，内臓脂肪が 100 cm^2 には満たないことが多いということです。内臓脂肪が 100 cm^2 以上となると肥満による合併症の発症が多いことからの推測です。

つまりこのデジタル感はいかがわしいことがわかります。内臓脂肪が 100 cm^2 以上で危険であれば，CT 検査をして実

際に内臓脂肪を測定すべきですね。CT検査は今では比較的簡単に，そして多くの施設で測定可能です。腎臓に悪影響を及ぼす可能性やアレルギー反応をまれに生じる造影剤を使用せずに内臓脂肪は測定可能ですからね。しかし軽度の被曝は避けられません。

また，最近は被曝することなく内蔵脂肪が測定できる器械（デュアルスキャン，オムロンヘルスケア株式会社，巻頭カラー参照）も登場しました。

BMIとは

適正体重を表す指標としてBMIがありますね。体重を身長で割って，もう1回身長で割ります。つまり　BMI＝体重(kg)÷身長 (m)^2 となります。

僕は現在176cmで66kgですから，僕のBMIは，$66(kg) \div 1.76(m) \div 1.76(m) = 21.3$　となります。

日本肥満学会によるBMIの肥満分類では，普通体重はBMIが18.5～25，18.5以下は低体重，25～30は肥満（1度），30～35は肥満（2度），35～40は（3度），そして40以上は肥満（4度）と定義されています。

数字ではピンと来ないので，150cm～175cmを5cm刻みでBMIが，18.5，25，30，35，40のときの体重を計算してみましょう。

第1章　肥満の科学―現代医学的なアプローチ―

身長＼BMI	18.5	25	30	35	40
150 cm	41.6 kg	56.2 kg	67.5 kg	78.8 kg	90.0 kg
155 cm	44.4 kg	60.0 kg	72.1 kg	84.1 kg	96.1 kg
160 cm	47.4 kg	64.0 kg	76.8 kg	89.6 kg	102.4 kg
165 cm	50.4 kg	68.1 kg	81.7 kg	95.3 kg	108.9 kg
170 cm	53.5 kg	72.3 kg	86.7 kg	101.2 kg	115.6 kg
175 cm	56.7 kg	76.5 kg	91.9 kg	107.2 kg	122.5 kg

BMIが30以上になるのは結構大変ですね。身長が160 cmの人で76.8 kg以上です。BMIが35はどう見ても異常ですね。身長が160 cmの人で89.6 kg以上ですから。BMIが40となると巨体そのものです。

これも極めてデジタル的ですね。これは本当に正しいのでしょうか。正しいかと言われれば僕には正しくないと思われます。その証拠は，肥満かどうかはプロポーションの問題ですから，僕がガリバーのような大男になっても，小さな，小さな小人になってもBMIは同じであるべきですね。では10倍になったらBMIはどうなるのでしょうか。身長は17.6 mで，体重は体積ですので10の3乗で1,000倍になるのですね。つまり66,000 kgとなります。すると10倍の大きさの僕のBMIは

　66,000(kg)÷17.6(m)÷17.6(m)＝213　となります。21.3ではなく，その10倍ですね。

一方で10分の1の小人の僕は身長が0.176 mで体重は1,000分の1となり0.066 kgです。すると小人の僕のBMIは,
　0.066(kg)÷0.176(m)÷0.176(m)＝2.13　となります。21.3ではなく, その10分の1ですね。

　つまり背が小さいほど同じプロポーションでもBMIは小さく算出されることがわかりますね。つまりBMIだけで論じれば背が小さい方が少々肥満気味でも正常に近くなります。これは当たり前で, BMIの算出の式が, つまり, BMI＝体重(kg)／身長(m)^{2}ですから, 分子が長さの3乗で, 分母が長さの2乗ですから, 当然同じプロポーションであれば身長が大きい方が大きな値となるのですね。なんだかいい加減だなと思ってもらってもいいのですが, それはデジタル的思考を当てはめるからですね。これが自分の目安と思えばいいのです。他人と比較するから腹が立つのですね。自分の体重の単なる指標と思いましょう。基本的に身長はそんなに増減しませんから, 体重の増加, 減少に従ってBMIが表され, それを基本に大体の見当を付ければよいのです。この大体の見当というアナログ感が肥満解消には大切なキーワードです。

では適正体重は？

　適正体重はBMIが22になる体重として導き出されます。

第1章 肥満の科学―現代医学的なアプローチ―

> 適正体重＝身長（m）×身長（m）×22
> 僕の適正体重　1.76(m)×1.76(m)×22＝68.1 kg

　現在 66 kg ですので，すこし適正体重以下ですね。僕は患者さんには，大切なのは見た目と言っています。基本的にはパッと見てとても太っていなければよいのです。またある程度長く生きていると自分の過去を顧みて自分の適正体重を知っています。僕はその本人が知っている自分の気持ちが良かった頃の体重を減量の目標にしています。それが一番わかりやすいですね。同じ年齢の人を集めて，同じ性別の人を集めて，そして平均しても僕には無意味に思えます。人はそれぞれですよね。ちょっと太っている方が気持ちがいい人もいれば，少々痩せていてもそれが快調な人もいます。なかには，おしりが少々出ていても，お腹が二段腹でも問題がない人もいますね。自分が知っているというのが僕の結論です。

そうは言っても痩せた方がよい人もいる

　自分自身が気持ちのよい体重をベストと言いましたが，それも限度がありますね。明らかに太っているのに，その人が特別に問題ないからと強がりを言っても，それは違いますね。そんな本人も実は心の中では痩せた方がよいと知っています。また BMI が 25 以下でも，体重による影響で膝痛や腰痛などの整形外科的疾患があったり，糖尿病があるときなど

は，痩せる努力も当然に必要ですね。またBMIが25以下でもCT検査で内蔵脂肪が100 cm^2 以上の人もいますからね。内臓脂肪の面積が100 cm^2 以上で，それが疾患の頻度上昇をもたらすという日本の結果に従って厚生労働省のメタボリックシンドロームの腹囲は推測されたのですからね。BMIよりも内臓脂肪の面積が大切ですね。

なぜ肥満がいけないの？

なんで肥満がそんなに悪役にされるのでしょうか。それは「命を失う危険が増し，合併症の頻度が増加するから」ですね。すでにお話ししました。具体的には肥満により生じる病気として次のものが挙げられ，またこれらは肥満を解消することで多くは改善します。

肥満により生じる病気

① 2型糖尿病・耐糖能異常
② 脂質代謝異常
③ 高血圧
④ 高尿酸血症・痛風
⑤ 動脈硬化性疾患
⑥ 脂肪肝
⑦ 尿蛋白・肥満関連腎症
⑧ 睡眠時無呼吸症候群・ピックウィック症候群
⑨ 整形外科的疾患
⑩ 月経異常・不妊

第1章 肥満の科学-現代医学的なアプローチ-

糖尿病

　糖尿病には1型と2型があります。1型は血糖を下げるインスリンというホルモンの分泌量が減る状態です。若年性の糖尿病の多くはこれです。一方で2型糖尿病は相対的にインスリン不足になるもので，肥満によりインスリンが十分に行き渡らなくなるために生じます。つまり肥満を解消すれば改善する糖尿病ですね。糖尿病は放置すると，糖尿病性三大合併症として恐れられてきた網膜症，腎症，神経症を発症します。糖尿病性網膜症は現在でも失明の原因の2番目ですし，糖尿病性腎症は透析の原因の1番目です。若年性の糖尿病患者さんは十分にインスリンによるコントロールをしないと，これらの症状が10年後に現れます。しかし，メタボ型の糖尿病では，これから述べるいろいろな病気が，つまり肥満と関係した病気がすでに忍び寄っているために，いつ死んでもおかしくないのですね。

脂質代謝異常

　以前は高脂血症と呼んでいましたが，善玉コレステロールであるHDLの低下も実は病気であるとの認識から，つまり低いにもかかわらず病気であることから脂質代謝異常と呼ばれるようになりました。他にもよい役割を果たしているものが減る可能性も含んでいるのですね。いわゆるコレステロー

ルや中性脂肪などの異常は，長期間続くと動脈硬化症を導きます。全身の血管が硬くなるのですね。僕は患者さんには「赤ちゃんの血管はゴムホース，次第に歳をとっていくに従ってだんだんと固くなり，そしてカチカチになるのだよ」と説明しています。しかしカチカチもステンレス管のようであれば問題はあまりないのですね。困るのは鉄の管のように錆びる場合です。ステンレス管は錆びませんね。鉄の管のように錆びて，そして管が詰まったり，その錆びが剥がれて，どこかに詰まることなどが問題なのです。上手に老化して，だんだんとステンレス管のようになることは自然なことです。

　LDLコレステロールは肝臓から組織にコレステロールが送られるときの形で，細胞が損傷を受けるとLDLコレステロールを使って修復します。HDLコレステロールは肝臓でのリサイクルのためにコレステロールが回収されるときの形です。つまりコレステロール自体は同じものです。HDLは肝臓に回収されてLDLとなって，再び組織に送られます。動脈硬化も実は炎症で，動脈に傷が付くと，LDLコレステロールで修復します。それを繰り返しているうちに，修復部位が盛り上がってしまう。それがアテローム塊と理解するとわかりやすいです。

　善玉コレステロールであるHDLと悪玉であるLDLの違いは複合体を作るリポタンパク質の違いであり，これにより血管内での振る舞いが変わることに由来します。コレステロール分子自体は，動物細胞にとっては生体膜の構成物質であ

ったり，さまざまな生命現象に関わる重要な化合物です。よって生体において，広く分布しており，主要な生体分子で，性ホルモン，副腎皮質ホルモンなどのステロイドホルモンの原料，ビタミンDの原料にもなります。よってコレステロール値は高すぎても，低すぎても寿命を短縮します。

高血圧

　肥満になると，脂質代謝異常から動脈硬化となり，血管が年齢よりも早く固くなります。柔らかい血管は血圧を上手に吸収できるのですが，カチカチの血管では血圧を十分に吸収できないので，高血圧になるのですね。また肥満症は，車のエンジン（心臓）は同じ大きさなのに，積み荷がどんどんと重くなり，制限積載重量を超過しているのと同じです。そうするとエンジンの安全域を超えてエンジンをたくさん回さないと車は動かなくなります。同様に心臓も体を動かすために一生懸命働いて高血圧になります。動脈硬化による高血圧は肥満を解消しても一概に改善は見込めませんが，制限積載量超過による高血圧は，当然肥満を解消すれば改善しますね。

　現在の高血圧症の診断基準によると，収縮期血圧が140 mmHg 以上，または拡張期血圧が 90 mmHg 以上の場合を高血圧と診断します。一方で，メタボリックシンドロームの診断基準による血圧の項目は，収縮期血圧が 130 mmHg 以上，拡張期血圧が 85 mmHg 以上となっており，高血圧症の

診断基準における正常高値の状態も含まれます。つまりメタボリックシンドロームは病気の前段階の警鐘と考えればよいのです。

　高血圧は肥満の他に，塩分の摂り過ぎが原因であることが多く，1日の塩分摂取量は7〜10ｇ程度が目安であるため，薄味にし，醬油，ソースなどの調味料は極力控えることが大切です。また，野菜をたくさん食べてカリウムを摂取すると，塩分が排泄されやすくなります。ラーメンのスープには多量の塩分が含まれています。いくらラーメンが好きでもスープまで全部飲み干すことは控えた方がよいですね。

高尿酸血症・痛風

　尿酸が高くなることを高尿酸血症，そして関節が痛くなることを痛風といいます。尿酸は窒素が含まれた物質のひとつで，尿酸のもととしてはプリン体が有名です。プリン体はアデニンやグアニンなどの核酸（DNAやRNAのことです）の原材料です。つまり，核酸が壊れると尿酸値が高くなるのです。また生体のエネルギー源であるATP（アデノシン三リン酸）が壊れても尿酸が作られます。尿酸が体の中で必要以上に余ることが高尿酸血症です。尿酸の産生量の増加が原因ですが，もうひとつの原因は尿への排泄量の減少です。高尿酸血症を放置すると，関節内（特に足の親指の関節が有名です）に溜まり，突然の激痛が生じます。また，腎臓に尿酸

が溜まると腎不全の原因となり，尿の通路に尿酸が固まると尿管結石の原因となります。

　高尿酸血症や痛風は肥満との関係が深く，肥満となって体が大きくなれば高尿酸血症となることが知られていて，皮下脂肪が溜まると尿酸が尿に排泄され難くなり，内蔵型脂肪が溜まると尿酸が産生されやすくなると言われています。女性は女性ホルモンによって尿酸値がコントロールされるため，従来では高尿酸血症の女性患者は少ないとされていました。しかし，食の欧米化や生活習慣の乱れによって，近年では女性患者も増加傾向にあります。女性ホルモンの分泌が低下する閉経後には，急速に増えていきます。

　尿酸は細胞の核内のDNAやRNA（プリン体）などの成れの果てですので，細胞数が多いとプリン体の含有量は増えます。よって鶏卵，いくら，数の子を並べると，卵の大きさはどんどんと小さくなり，それに従ってプリン体の体積あたりの量は当然増加します。野菜や果物にも含まれていますが，水分量が多く，細胞数は少ないので痛風の原因にはなりません。

　激しい運動は筋肉を破壊して，筋肉内のATPを壊しますので，痛風を悪化させます。そのため，散歩や水泳などの有酸素運動が最適です。痛風の方はカロリー制限をして肥満を解消する努力を行う一方で，とくにプリン体を多く含む食品を控えれば良いのですね。運動をして脂肪を減らすこともプリン体の量を減らすには有効です。

動脈硬化性疾患

　動脈がカチカチになると，そして血管に錆びが溜まると，血液が流れにくくなります。また流れなくなります。これが心臓に起こると狭心症や心筋梗塞の原因です。狭心症は一時的に心臓に血液が行かなくなり数分間の胸の痛みを訴えますが，安静にしていれば通常改善します。一方で心筋梗塞は狭心症の行き着く先で，心臓の細胞が死んでいく状態です。ですから胸の痛みは数分以上継続します。

　頸動脈に動脈硬化症が生じると頸動脈が細くなり，その錆びが剥がれて飛ぶと，行き着く先は脳ですので，脳梗塞になります。小さな錆びであれば一瞬の意識消失で済みますが，大きな錆びが飛べば，半身麻痺や失語症などの重篤な状態となり，死亡することもあります。

　腎臓の動脈が詰まれば腎不全となります。また腎臓の動脈が細くなると高血圧の原因になります。腎臓には血圧のセンサーがあり，腎臓の血圧が下がるとレニンというホルモンを放出して血圧を上げる指令を出します。腎臓に行く動脈が狭くなると，体全体の血圧は正常でも，腎臓は血圧低下状態を示しますので，レニンが分泌され，体全体の血圧が上昇してしまいます。腎動脈の狭窄であれば，カテーテルで狭窄部を広げるだけで血圧は正常化します。

　次に足に行く血管が詰まれば閉塞性動脈硬化症という足の病気になります。血管はじわじわと細くなるので，初発症状

第1章 肥満の科学―現代医学的なアプローチ―

で急激な痛みや足が腐ることはまれです。例えば，高速道路が徐々に通行止めになっても，インターチェンジで車は降りて一般道路を通って十分に機能を果たせます。その一般道のバイパスを用意する時間が慢性の閉塞，つまり徐々に錆びて詰まる状態なのですね。そんなときの症状は間欠性跛行と言って，一定距離を歩くと痛みがでます。腰痛に起因する間欠性跛行もありますが，こちらは座らないと再び歩行できませんが，血管性の間欠性跛行は立位の休憩でも同じ距離を再び歩けることが違いです。初発症状には安静時痛や足の壊死はありませんが，これを放置すると次第に末梢の血管も閉塞し，バイパスが働かなくなりますので，夜中も痛い状態となり，その後，下肢の切断にいたります。同じように骨盤の動脈がだんだん細くなって閉塞すると血管性のインポテンツになります。また腸から栄養をとる血管がだんだん細くなると，食事をする度に激しい腹痛が生じる状態になります。インポテンツも腹痛も，負荷がかかると対処できないということで，歩くと足が痛いという血管性の跛行と同様だと理解すれば簡単ですね。

脂肪肝

脂肪を溜め込むことは基本的にエネルギーを蓄えるための手段です。まず，脂肪は脂肪細胞に取り込まれますが，肝臓の細胞に脂肪が取り込まれることを脂肪肝といいます。ガチ

ョウや鴨などに無理矢理食事をさせて肝臓を肥大化させて人間の食材とするフォアグラと同じだと説明するのがわかりやすいでしょうか。脂肪肝も肥満を解消すれば改善します。以前は，脂肪肝はアルコールの摂取と深い関係があると思われていましたが，最近はアルコールの摂取とは無関係に生じる脂肪肝が有名になっています。それを非アルコール性脂肪性肝炎と呼んでいます。脂肪肝を放置すると肝硬変から肝がんになることがあります。

尿蛋白・肥満関連腎症

尿には通常たんぱくは混じっていません。尿にたんぱくが出ると，おしっこが泡立ちます。そんなことが肥満で生じるのですね。腎臓の血管に動脈硬化が生じて腎臓が半殺しになっている状態でも尿たんぱくは検出されます。肥満によって起こる直接の腎障害でも尿たんぱくが出ます。

睡眠時無呼吸症候群

ものすごいいびきの後に突然に呼吸が止まり，そしてしばらくして，またいびきが始まるということを昔から知っていました。しかしこれが病気とは結びつかなかったのですね。肥満体型の人にこんなことが多いことも昔からわかっていました。この状態で問題となるのは熟眠感がいつも得られず，

昼間眠くなることです。それも病的に眠くなるのです。車が赤信号で停車すると寝てしまうといった感じです。この睡眠時無呼吸症候群が有名となったのは、世界の大惨事を引き起こしているからです。例えば、アメリカのスリーマイル島原子力発電所事故（1979年），アメリカスペースシャトル「チャレンジャー号」爆発事故（1986年），チェルノブイリ原子力発電所事故（1986年）などです。日本では2003年に山陽新幹線の居眠り運転が睡眠時無呼吸によるものでした。その対策としては、肥満解消が一番の治療ですが、そんな悠長なことを言っていられないので、まずマスクをして強制的に空気を送り込みます。これをCPAP治療と言いますが，今までにない熟眠感を得ることができます。そしてその後，痩せることが多いそうです。熟眠すると成長ホルモンが出て，それが痩せるために重要なのです。熟眠感がないということは成長ホルモンが十分に出ないので、太る原因となり，それがますます睡眠時無呼吸を助長し，そしてますます太ります。

　また熟眠感が夜間に得られないために昼間に睡魔が訪れます。それをこらえるために血糖値を上げようとします。つまり甘いものを食べて，眠気を抑えようとするのですね。これも悪循環を招きます。こんな悪循環を断ち切るためにCPAP治療は有用です。

整形外科的疾患

　自動車のタイヤは積載量に合うように設計されています。人間の膝や腰も同じですね。積載量を超過すれば当然に「がた」がきます。肥満症で膝や腰が痛い人は，減量することが痛みをとる最良の治療ですね。それがなかなかできないのです。また痩せ過ぎは骨粗鬆症になるので要注意です。「太り過ぎず，そして痩せ過ぎず」が大切です。整形外科の先生方も患者さんが痩せれば膝痛や腰痛が楽になることは知っているのですが，そんな肥満解消の指導をしてもほとんどの患者さんが耳を貸さないので，「痩せなさい」ということは少ししか言わないのですね。本当は，痩せることが最良の方法であるとわかっていながら，多くの人が減量をできないという事実が，正しい治療選択が行えない最大の原因なのです。

月経異常・不妊

　とても太っている女性に月経異常や不妊症が生じることは知られていて，また減量するとそれらが改善することもわかっています。一方で痩せすぎによる月経異常はさらに有名で，食べることを忌み嫌う心の病気である神経性拒食症の患者さんでは月経異常や生理の消失が起こります。また過激なスポーツを行う女性は生理が来なくなりますが，過激なスポーツを止めると生理は元に戻ります。「生理があるうちは，

練習が足りないんだ」なんていうコーチもいたそうです。こんなことがあると拒食症にもなりますね。

初潮には17%の体脂肪が必要で，正常月経周期の確立には22%が必要とも言われています。脂肪細胞より分泌されるホルモンであるレプチンの分泌が増え，視床下部という脳の器官を刺激して，二次成長を起こすホルモンの分泌指令がでます。神経性拒食症では体脂肪の減少でレプチンの分泌が大きく低下するので，無月経になるのです。

肥満の方が無月経になる原因は，脂肪細胞は性ホルモンの貯蔵庫で，相対的に性ホルモンが減少することなどが考えられています。

がん

肥満で生じやすいがんは結腸がん，直腸がん，前立腺がん，乳がん，子宮頸がん，子宮内膜がん，卵巣がん，胆嚢がん，胆管がんなどと言われています。その詳細は不明ですが，筋肉からがんを抑えるような物質が出ているのかもしれません。統計的には肥満に影響されるがんはこれらが有名です。

本当に肥満が悪いの？

肥満に引き続くインスリン抵抗性が悪いのか，肥満自体が

悪いのかも実はわかっていません。インスリンは脂肪を燃やす唯一のホルモンです。脂肪を蓄積するホルモンは多数知られていますが，脂肪を燃やす，減少させるホルモンはインスリンだけなのですね。肥満でインスリンが相対的に不足すると脂肪が消費できなくなり，痩せづらくなります。またインスリンは十分量あるのに，インスリンに対して組織が鈍感になるとまた痩せづらくなるのですね。この鈍感になった状態をインスリン抵抗性と言います。

1988年スタンフォード大学のリーベンが現代人共通の健康上の問題として，インスリン抵抗性とそれに引き続く高インスリン血症がある人は，高血圧，高脂血症，糖尿病といった生活習慣病にかかりやすいことを指摘しました。それを「シンドロームX」と名付けて，体重減少と運動が必要であると訴えました。つまりリーベンの定義には肥満は入っていませんね。またその後テキサス大学のカプランは腹部肥満，糖尿病，高血圧，高中性脂肪血症を「死の四重奏」と呼びました。日本では松澤先生のグループが「内臓脂肪症候群」という言葉を提唱しました。1998年のWHOの定義から「メタボリックシンドローム」と呼ばれるようになりました。こちらには肥満が含まれています。実際に肥満そのものが悪いのか，それともそれに引き続くインスリン抵抗性が元凶なのかは僕にはどうでもよいことで，ともかく肥満が悪いのだというアナログ的理解が大切です。

第1章 肥満の科学－現代医学的なアプローチ－

なぜ太るのか

ではなぜ太るのでしょうか。その答えは「人は太るようにセットアップされている」ということが当を得ていると思います。まず，ホルモン的に見るとよく知られているホルモンで痩せる効果があるものはインスリンだけです。それ以外のホルモンは基本的に太らせるように働いています。太るということは脂肪を蓄えるということです。これは飢餓の時代であれば，とても大切な生きるための機能です。まず狩猟民族の頃はいつも，いつも食事にありつけるとは限りませんでした。常に飢餓という命の危険に接していたのでしょう。運良く大きな動物を仕留められると，それをみんなで分かちあい，栄養を付けました。そして余剰なエネルギーを脂肪として蓄えることは非常に理にかなっています。農耕が行われるようになり，狩猟に頼らずに穀物類を手にすることができるようになりましたが，いつも，いつも豊作とは限りません。天候に左右され，飢饉に見舞われると飢餓の危険と立ち向かうことになります。食事が誰でもどこでも食べられるようになったのはほんの最近のことです。それは先進国に限ったことかもしれません。つまり世界中を見渡すと人口の爆発と，食糧事情の悪化はいまだに続いています。先進国でも貧富の差は進行し，富める層は好きなものをいつでもどこでも食べられるという美食という魔力にいつも誘惑されます。一方で貧困層は安くて空腹感を抑えられて，そして美味しいと感じ

るファストフードに走るようになります。アメリカなどではハンバーガーが安く，カロリーも高いために，毎食1ドル前後のハンバーガーという食生活は当然に富裕層ではなく貧困層が行っているものです。

　つまり，長く続いた飢餓の時代に人間の体は脂肪を蓄えるようにセットアップされています。そして突然に美食の時代が訪れ，また貧困層や貧困な国にも安価な西洋食文明が浸透し，太り始めているのです。

　ではなぜ太るのでしょうか。その答えは簡単です。摂取するカロリーが，消費するカロリーよりも多いから太るのです。三大栄養素と言われているものは，たんぱく質，炭水化物，脂肪です。五大栄養素となると，三大栄養素にミネラルとビタミンを加えたものです。カロリーとは1gの水の温度を1度上げるに必要なエネルギーです。人間の体重はkgで量りますね。つまり1gの1,000倍です。1kgの水の温度を1度上げるのに必要なエネルギーが1kcalです。さてたんぱく質は筋肉の他，体を作り上げる構成要素の源で，1gで4kcalのエネルギーを作り出せます。炭水化物も1gで4kcal，脂肪は1gで9kcalです。

炭水化物が脂肪になる

　おおむね炭水化物は体内でブドウ糖に変換されます。そのブドウ糖が多数つながったものがグリコーゲンです。グリコ

第1章　肥満の科学－現代医学的なアプローチ－

ーゲンは肝臓で生産され，数千～数万のブドウ糖が連なったもので，肝臓に 100 g 前後，筋肉に 300～500 g あると言われています。この数字も体格や運動歴の有無で変化します。人間の体にはデンプンとグリコーゲンを分解する酵素は備わっています。ですから余剰の炭水化物はグリコーゲンとして主に筋肉と肝臓に貯蔵されますが，それには限度があり，多く見積もっても体重の 1% 前後です。食事をしないで運動をすると，または飢餓状態ではグリコーゲンがエネルギー源として利用されますので，グリコーゲンが枯渇して 0% となることもあり得るわけです。それ以上に余剰な炭水化物は脂肪酸に変換されて，その後グリセロールと一緒の形の中性脂肪となって蓄えられます。また炭水化物は分解されてアセチル CoA になります。そのアセチル CoA から脂肪酸が合成されるのです。つまり，脂肪を体外から摂取しなくても，脂肪が合成されて，脂肪が体に付くのですね。ケーキを食べて脂肪が付くのはこのためですね。「甘いものが太りやすい」と言われるのはこのことですね。甘いものは炭水化物が多いですね。それが過剰になると中性脂肪という肥満の元凶に変換されますよ，ということです。肉類を食べない，また乳製品も含めて食べないような嗜好の人をベジタリアンと呼んでいますが，当然ベジタリアンの方でも，必要カロリー以上に食べれば太るということも腑に落ちますね。ベジタリアンの方が食べているものは，炭水化物や野菜由来の脂肪でしょうから。炭水化物や野菜由来の脂肪も動物性脂肪に変換されて人

の体に蓄えられるのです。ともかく，相対的に食べすぎることが太る原因です。自分に必要な量以上に食べることが肥満の根本的原因ですから。

ちなみに脳はエネルギー源としてブドウ糖または緊急時はケトン体しか使用できません。

健康な島が無残な結果に

南太平洋に浮かぶ島であるナウル島は，かつては漁業と農業で生計を立て貧しいながらも貧富の差もなく平和な生活を送っていました。しかし 20 世紀初頭からリン鉱石の輸出によって，経済的に繁栄し，高い国民所得を誇り，働かなくても生活できる国となってしまいました。全国民に年金が支給されたのです。そして人口約 1 万人ですが，島民の 3 人に 1 人が糖尿病となりました。住民の多くは過度の肥満であり，生活習慣病の発症率が非常に高いと言われています。同時に欧米の食文化が持ち込まれ，ファストフード店が林立するようになったのです。このような生活習慣の変化が糖尿病大国を産み出したと思われています。あっという間に「デブの国」になってしまいました。そのナウルのリン鉱山も 21 世紀には枯渇し，現在は深刻な経済危機となっています。

日本では沖縄ショックとして知られています。沖縄は敗戦後米軍の基地が多数作られ，在日米軍の基地の面積換算で 7 割以上が沖縄に存在しています。実に沖縄県の面積の 10%

第1章　肥満の科学－現代医学的なアプローチ－

以上が米軍基地なのです。そして沖縄には当然にアメリカの文化がいち早く入って来ました。国内のどこよりも，10年早くファストフード店などが進出してきたと言われています。その結果，男性の平均寿命1位から20位以下に転落したとも言われています。ところが女性の平均寿命は1位を維持しています。なぜ沖縄の男性の平均余命が短くなったのかの確かな原因は実は不明です。

必要カロリーはどれぐらい

　人間が1日に必要とするカロリーは実際どれぐらいなのでしょうか。実はこの計算が結構難しいのですね。日本医師会のホームページには，適正体重（kg）と生活環境から推測される1kgあたりの必要なキロカロリー（kcal/kg）のかけ算で算出するように説明されています。適正体重はBMIからの逆算で，BMIが22をベストと仮定すると，身長（m）×身長（m）×22で算出されます。僕の身長は176cmですから，僕の適正体重は $1.76(m) \times 1.76(m) \times 22 = 68.15(kg)$ となります。

① 軽度な活動（一般事務，技術者，幼児のいない主婦）
　25～30 kcal/kg
② 中等度の活動（製造業，サービス業，幼児のいる主婦）
　30～35 kcal/kg
③ 重い活動（農業，漁業，建設作業）
　35～40 kcal/kg
④ 重労働（スポーツ選手）
　40～kcal/kg

僕は運動をしていない頃であれば，当然に中等度の活動でしょうから，多めに見積もって，

68.15(kg)×35(kcal/kg)＝2,385(kcal/kg) となります。

体重あたりのカロリー数が計算できますね。これは，自分が食べたい量の食事をしていると，そしてそのカロリー数が現時点の体重と運動量にとっては必要以上に多いときに余剰の脂肪や炭水化物が，中性脂肪として蓄積されるという意味です。どんどんと蓄積しますが，体重が増えると必要カロリー数も増えるので，どこかで摂取カロリーに必要カロリーが追いつきます。そこまで太り続けるのです。つまり理論的には永遠に太り続けるのではないのですね。

ところが，肥満していくと基礎代謝が低下し，運動量が落ち，必要が低下しそして間食が増え摂取カロリーが増えていきますので，肥満に歯止めがかからないということも起こりえます。

第1章　肥満の科学―現代医学的なアプローチ―

ちょい太りがいい

　なんとなくBMIはいい加減だというお話しをしました。そしてBMIが22であることが標準体重とされています。しかし，10年後の死亡率を検討した報告では，BMIは24前後がもっとも死亡率が低く，それよりも高くても低くても死亡率は増加します。ですから，BMIを基準にしても「ちょい太り」が健康には良いことになります。BMIが30を越えると死亡率は1.6倍ぐらいに急上昇します。このように死亡率を縦軸に，BMIを横軸にとるとJ型の曲線を描きます。その最低値がBMI 24ということです。血中のコレステロール値も高めの方が長生きだという研究も発表されています。コレステロールは細胞膜や，ホルモン，ビタミンDなどに必要ですから，当然と言えば当然の気もします。

基礎代謝

　よく基礎代謝という言葉が出てきます。これは安静にしていた場合に，必要とされるカロリー量で，生き延びるために必要な最低限のカロリーということです。どこかで遭難して洞窟にでも避難しているときのカロリーと思ってもよいでしょうし，入院してベッドで1日中のんびりとしているときに必要なカロリーとしてもよいでしょう。実はこの基礎代謝を計算することや推測することは相当難しいのですね。個人差

が大きいといってもよいでしょう。でも正確にわかる方法があります。それは，入院してもらって安静にして，カロリー計算が厳密に行われている食事を食べて，体重の増減がないカロリーが基礎代謝という結論になります。体重は水をたくさん飲む，便秘症で便がお腹に一杯，夜寝ていて寝汗をかくなどの状態でも数百gは簡単に増減します。ですから，快便状態で，朝起きたときに測定する体重を基本にするのがより正確な体重を評価できると思っています。

　僕の基礎代謝のイメージは，住まいの最低限必要な光熱費のランニングコストといった感じです。料理もしない，お風呂にも入らない，お客さんも来ないといったイメージです。それが日々必要な光熱費ですね。いろいろなことをやると必要な光熱費がかさむということです。これを正確に調べるのが難しいのですね。例えば外気温が低いと，家でじっとしているときでも暖房のお金がかかります。家を温めるには光熱費が必要ですからね。またエコタイプの家電やストーブを使用していれば，少ない光熱費でも効率的に温かくできますね。

　つまり人間の体でも体温が高い人は基礎代謝により多くのエネルギーが必要ですね。また効率が悪い人，つまり食べたもののエネルギーが便として肛門から出てしまえば，エコではないので他の人よりもたくさんのエネルギーが必要ですね。こんな個人差があるので，一概に一律に基礎代謝も1日必要エネルギー量も異なるのです。

第1章　肥満の科学—現代医学的なアプローチ—

　実際に，大食い選手権や，大食いを売りにしているタレントさんでも痩せている人がいますね。彼らがいつも，いつもあれほどの量を食べているのであれば，食べたもののほとんどが便として排出される，体に取り込まれても脂肪に取り込まないような特別なシステムがある，とんでもない量の運動をしてエネルギーを消費しているなどが考えられますが，詳細は不明です。

運動で痩せる？

　では運動で痩せるのでしょうか。これはみなさんが実際に体験することが一番腑に落ちます。スポーツジムにでも行って，固定された自転車に乗って，ペダリングをするとよいでしょう。ランニングマシンは肥満の方や，運動に馴れていない方が行うと膝などを痛めることがあります。止まっている自転車のペダルを漕ぐことなら膝への負担がほとんどありません。心拍数のセンサーを耳たぶに付けると過度な負荷になることを防止できますので安心で安全です。そんな自転車漕ぎを自分の体力に合わせて30分でも行って下さい。30分は結構大変です。運動をしていない人では数分で心臓がバクバクしてきます。5分で止めたくなります。そして10分からは結構辛い運動になると思います。そしてなんとか終了までいけたら，どれぐらいのカロリーが消費できたかを調べて下さい。機械が教えてくれます。大体150 kcal前後です。シ

ョートケーキ半分ぐらいでしょうか。次にフルマラソンをしてどれぐらい脂肪が燃えると思いますか。フルマラソンは走り方にもよりますが 2,500〜4,000 kcal を使うと思われています。一般人の走りでは 3,000 kcal ぐらいと思います。30 分の比較的軽い自転車運動の 20 倍です。軽い自転車運動は 30 分で 150 kcal ですので，市民のフルマラソンでは自転車に比べて運動強度が 2 倍で，5 時間（30 分の 10 倍）で完走すると仮定すると，丁度 3,000 kcal となりますね。さて肥満の元凶であるいわゆる脂肪細胞 1 kg は純粋な脂肪が 800 g と水が 200 g で構成されていると考えられます。すると 1 kg のいわゆる脂肪細胞には 800 g×9 kcal で 7,200 kcal が含まれています。つまり 7,200 kcal の運動をすると 1 kg の減量です。びっくりしますね。フルマラソンを走っても 3,000 kcal 前後ですから，

$3,000 (kcal/kg) \div 7,200 (kcal/kg) = 0.417 kg = 417 g$

たった 400 g しか減らないのですね。フルマラソンの後は 2 kg 以上体重が減ると言われますが，それは脱水による水分量の放出で，フルマラソン終了後に飲水で補えばすぐに回復します。つまりフルマラソンをしてもいわゆる脂肪は 400 g 程度しか減らないとしっかりと理解し，腑に落として下さい。

だいたい 150 キロカロリー

軽い自転車こぎの30分が約150 kcalとお話ししました。この150～200 kcalに相当する運動は覚えておくと役に立ちます。この150 kcalは日本人の平均的な余剰カロリーと言われていて，150 kcalを消費すればエネルギーバランスが取れる，つまり太らない人が多いということになります。散歩なら120分，早歩き（ウオーキング）では60分，軽いランニング（ジョギング）で40分，水泳30分，軽いサイクリング30分，縄跳び20分，キャッチボール50分，ゴルフ1ラウンドなどに相当すると言われます。これらの値も実はいい加減で，その強度や個人の体重によって当然増減します。でもだいたいこんなものなんだ，というアナログ的理解が大切です。どの運動も結構大変で時間がかかりますね。

一方で150～200 kcalに相当する食事は，ご飯茶碗1杯，食パン1枚，ショートケーキ半分などになります。運動するよりは食パンを1枚，ご飯を毎食お椀3分の1減らせばすむ計算になりますね。こっちの方が簡単に思えるはずです。

運動の強度の正確な定義は MET

では，どうやってこんな運動はこれだけのカロリーと算出するのでしょう。運動強度はMETという単位で計ります。僕はMETと言われて，最初ニューヨークのメトロポリタン

オペラかと思ってしまいました。いろいろな運動毎にどれぐらいの運動強度に相当するかが測定できるのです。それは消費する酸素の量で定義します。運動しながらマスクを付けて、酸素の消費量を計ればよいのですね。

＊1kg当たり1分間に3.5mL酸素を消費する運動が1METです。

座っているだけ，事務仕事	1〜2 METS
楽器演奏，散歩	2〜3 METS
買い物，庭仕事，釣り	3〜4 METS
階段をトりる，軽いサイクリング	4〜5 METS
芝刈り，ダンス	5〜6 METS
階段を上がる，テニス	6〜7 METS
荷物の運搬，ジョギング，	7〜8 METS
ランニング（8km／時），軽いクロール	8〜9 METS
ランニング（11km／時），バタフライ	11〜12 METS
ランニング（15km／時）	14〜15 METS

例えば5METSの軽いサイクリングを体重60kgの人が30分行うとどうなるのでしょう。1METは3.5mLの酸素を消費する運動で、酸素1mLで4.82kcalのエネルギーが発生しますので、

5(METS)×60(kg)×30(min)×3.5(mL)×4.82(kcal) = 152(kcal/kg) となります。

この150kcalの運動がひとつの目安になりますね。簡単にできそうな運動は大体この程度なのです。150kcalを燃焼

させても，
　150（kcal）÷ 7,200（kcal/kg）= 0.020 kg = 20 g

　たった，20 g しか脂肪は燃えません。20 g の減量効果しかありません。

酸素は何をしているの？

　MET を算出するために基準となった酸素は実はなにをしているのでしょうか。小学生の頃から，僕たちは呼吸をして，酸素を吸って，二酸化炭素を排出しているということは知っています。ではこの酸素は何をしているのでしょう。酸素は肺から血液の中に取り込まれ，そして体中を巡ります。細胞に運ばれ，この細胞で酸素を必要とするエネルギー産生に役立ちます。余ったエネルギーを蓄えた脂肪から効率良くエネルギーを得るには酸素が必要です。酸素があればエネルギー源として脂肪が利用できます。一方で酸素がないとエネルギー源としてはブドウ糖を使用します。このブドウ糖はグリコーゲンとして体に蓄えられていますが，その蓄えは僅かで，多く見積もっても体重の約 1 % です。一方で脂肪は体脂肪率を計れば簡単にわかりますね。体脂肪測定可能な体重計は廉価で購入可能となりました。一般人の体脂肪率は 15〜25 % 前後ではないでしょうか。グリコーゲンの量を体重の約 1 %，脂肪の量を体重の 20 % とすると，重量として脂肪

は約20倍も蓄えられるのですね。そしてグリコーゲンは1g4kcalで，脂肪は1g9kcalですので，エネルギーとしては脂肪は40倍を保存できることになります。グリコーゲンはエネルギーとしてすぐに利用されますので，1％に満たないこともあるでしょう。この体脂肪率測定器の精度はあまり高くなく，ひとつの目安と思うのが大切です。つまり，体脂肪の増減で一喜一憂することは止めましょう。

　息を止める運動，つまり短距離走には限界があります。これを無酸素運動と言って，ブドウ糖をエネルギーとして使い切っておしまいです。ブドウ糖は最終的には乳酸という形になって体に溜まり疲労の原因となります。

　一方で，ランニング，サイクリング，水泳，エアロビクスなどは有酸素運動です。この有酸素運動は字の如く酸素を使用できるので，脂肪とブドウ糖を有効にエネルギーとして利用可能です。ですから何時間もの運動が可能になるのですね。ブドウ糖は無酸素状態ではATPというエネルギー物質を2個しか産生できません。ところが有酸素状態ではひとつのブドウ糖から30個以上のATPを産生できるのです。脂肪酸は無酸素状態ではATPを作れませんが，有酸素状態ではひとつの脂肪酸から100個以上のATPを作ることができるのです。中性脂肪は脂肪酸3つとグリセロール1個ですので，ひとつの中性脂肪から400個以上のATPを産生できます。有酸素状態では脂肪酸とブドウ糖は同じように使用されると思われていますが，その割合は人それぞれです。脂肪酸

を消費するのが上手なアスリートは，ブドウ糖を温存できることになりますね。通常はブドウ糖は数時間で使い果たされます。その後は脂肪酸から得られる ATP のエネルギーで筋肉を動かします。だからこそ 10 時間にも及ぶトライアスロンやロードレース，ウルトラマラソン，長距離遠泳などの競技が可能となります。しかしブドウ糖を適宜補わないと，血糖が維持できません。血糖の維持には脂肪酸は無力です。脂肪酸からブドウ糖を作ることはできないのです。ですから血糖を維持できなくなるとハンガーノック状態になります。意識は朦朧とし，筋肉に力も入らなくなります。そうなる前に適切なブドウ糖の補給が不可欠なのです。脂肪酸からブドウ糖は合成できませんから。

よく 3 時間半がグリコーゲンで補える限界だと言われますが，これも個人差があります。僕の知人の元プロトライアスリートの宮塚英也さんは，自分は 5 時間であればブドウ糖の補給なく連続の有酸素運動が可能だと教えてくれました。

ミステリードラマなどで有名な服毒薬のひとつが青酸カリですね。死体は深紅の色をしています。酸素がないと，つまり首を絞められたり，溺死では酸素不足から血液は赤色から，紫色，むしろどす黒くなります。つまり体はチアノーゼという状態，紫色から黒になるのですね。ところが「ピンク色の死体は青酸カリだな」などとテレビドラマで出てくるように，酸素は血液内には十分過ぎるほどあるのです。青酸カリはミトコンドリアのレベルで酸素を使用できないようにし

ています。

ミトコンドリア

　さてこの有酸素運動はミトコンドリアという細胞内の特殊な器官で行われています。つまり細胞内にミトコンドリアがないと有酸素運動はできません。すべての生物は原核生物か真核生物に分類できます。原核生物は1個の細胞からできている生物で，細菌や藍藻，クラミジアなどがそれにあたります。細胞内に遺伝情報のDNAがあり，核は存在しません。これに対して真核生物は核を持つ生物で多数の細胞が集まって生命体を構成しています。この真核生物の中に，遺伝子情報を入れている核があり，またミトコンドリアが細胞内には備えられていて，有酸素下に効率的にエネルギーを産生できるのです。

　多数の細胞が集まった我々の体は，ミトコンドリアという有酸素運動を行える装置を手に入れて，そして動くことや食べることができるようになりました。体のミトコンドリアの多くは筋肉にあると言われています。そして筋肉の細胞には1,000個以上のミトコンドリアがあると言われています。しかしこれらの値は運動することや，年齢などでばらつきがあります。年齢と共に筋肉細胞のミトコンドリアの量も減少し，その機能も低下すると考えられています。つまり有酸素運動がやりにくくなるのですね。でもしっかりと鍛えている

お年寄りはフルマラソンを完走できるように、ある程度自分でコントロールが可能です。ミトコンドリアがないと酸素がない状態でブドウ糖を使うシステムのみが働き、1ブドウ糖あたりたった2つのATPしか得られません。ところがミトコンドリアがあると、酸素を使用したシステムが稼働可能になり、1ブドウ糖あたり30以上のATP、1脂肪酸あたり100以上のATPが得られる効率の良いエネルギーシステムが稼働します。

400m走ぐらいまでは酸素なしで、ATPを産生しながらの運動が可能ですが、それ以上の距離になると酸素が必要になり、時間や運動強度が増すに従って有酸素運動の割合が増強します。

蓄積された脂肪酸をエネルギーにするにはβ酸化という方法でアセチルCoAという分子を誘導し、クエン酸回路から電子伝達系という細胞内の工場でATPが創り出されます。クエン酸回路はTCAサイクルとも言われ、アミノ酸、脂肪酸、糖質などを酸化する最終的な共通経路なのです。

アデノシン三リン酸（ATP）

アデノシン三リン酸はATPと略され、生物体で用いられるエネルギーに関与する物質で、すべての真核生物がこれを利用しています。生体内のエネルギー通貨と呼ばれています。いろいろな栄養素から供給されるエネルギーはこの

ATP を介して，保存されたり利用されたりしています。アデノシン三リン酸はリン酸基が3個，アデノシン二リン酸とアデノシン一リン酸は，字の如くリン酸基が2個と1個です。これらが，リン酸のやりとりをすることがエネルギーとなっています。体の中の通貨と考えることがわかりやすいと思います。ともかく，ATP をたくさん産生できるほうが，たくさんエネルギーを作り出せるという意味です。ですから1個のグルコースからは酸素がなければ，2個の ATP しか作り出せませんが，酸素があれば，36 または 38 個の ATP を作り出せるのです。酸素を利用することで効率的に1個のグルコースからエネルギーを得られることがわかります。

　また，ATP というエネルギーの共通通貨があるからこそ，発生したエネルギーを熱にするのではなく，他の部分で使用可能なのです。ATP の使い道は，機械的な仕事，化学的な仕事，そして輸送の仕事が代表です。機械的な仕事とは筋肉の収縮で，我々が動くためには必要なことです。化学的な仕事とは，小さな分子から大きな分子を作ることで，これにはエネルギーを要するのです。例えば，ブドウ糖が多数連なるグリコーゲンを作るときにもエネルギーがいります。グリセリンと脂肪酸から中性脂肪を作るにもエネルギーが必要です。いろいろなアミノ酸をつなげてたんぱく質を作るにも ATP によるエネルギーが必要なのです。輸送とは細胞膜の濃度勾配に逆らって特定の物質を移動させることで，この移動作業に必要なエネルギーも ATP で賄われます。

赤筋と白筋

　持久力がある筋肉は赤く，赤筋と呼ばれます。一方で持久力のない瞬発力のある筋肉は白筋と呼ばれます。マグロは始終動いていますね。マグロの刺身は赤です。一方でヒラメは酸素が少ない海の底でじっとしています。だから白筋なのですね。有酸素運動の筋肉は赤筋，無酸素運動の筋肉が白筋と理解するとわかりやすいですね。そうであれば有酸素運動にミトコンドリアは必要なわけですから，ミトコンドリアが多い筋肉が赤筋，ミトコンドリアが少ない筋肉が白筋とも考えられます。有酸素運動用に鍛えた体をもつ選手は赤筋が優位になっていると思われます。人間は明らかな赤筋・白筋の区別なく混在しています。

エネルギー貯蔵タンク

　炭水化物や脂肪からの余剰のエネルギーは蓄えられます。糖質からエネルギーを得て，脂肪として貯えるのが，生命活動の基本です。たんぱく質やアルコールは基本的には貯蔵エネルギーにはなりません。

　一番の貯蔵タンクは脂肪組織で，体重が 60 kg で体脂肪が 20％ の人では，脂肪の量は 12 kg になります。1 kg の脂肪組織には，800 g の脂肪と 200 g の水分がありますので，大体 7,200 kcal（800 g×9 kcal）が蓄えられます。その脂肪が

12 kg あるということですので,なんと 86,400 kcal（7,200×12）のエネルギー貯蔵タンクがあると推定されます。フルマラソンを 24 回以上走れる値になります。一方でブドウ糖はグリコーゲンとして蓄えられますが,肝臓と筋肉でしか合成できません。その量はざっくりとした値で,一般人で飢餓状態でないときには筋肉で 1,200 kcal（300 g）,肝臓に 400 kcal（100 g）と仮定します。極めて漠然とした数字ですが,グリコーゲンの貯蔵能力は脂肪に比べると,

$$[1,200(\text{kcal})+400(\text{kcal})]\div 86,400(\text{kcal})\times 100 = 1.85\%$$

たった 2% 以下のエネルギー貯蔵能力しかないのですね。

肝臓のグリコーゲンは血糖の維持に,筋肉のグリコーゲンは筋肉のエネルギーに必要です。運動を 20 分ぐらい行うと脂肪の分解が効率的に始まりますので,グリコーゲンに頼らないエネルギー補給が重要となるのです。

フルマラソンなどの長く有酸素運動を続けるスポーツでも,終盤のラストスパートがありますね。その終盤の無酸素運動に備えるにはグリコーゲンの温存が必要です。グリコーゲンを温存するために運動直後から脂肪を使えれば最高で,すばらしいラストスパートができるアスリートになれます。

1 g あたりのカロリー

糖・グリコーゲン	4 kcal
脂 肪	9 kcal
たんぱく質・アミノ酸	4 kcal

第1章　肥満の科学―現代医学的なアプローチ―

がんとミトコンドリア

　がん細胞は無酸素状態で力を発揮する解糖系のエネルギーで増殖します。がん細胞でブドウ糖が盛んに使われることは1930年代にはわかっていました。最近流行のPET検査で腫瘍を見つける方法はこの応用です。放射性ブドウ糖を患者さんに注射して，ブドウ糖が集積する場所をPETカメラで撮影して，腫瘍の疑いがあるものを捉えようという試みです。実際にがん細胞はミトコンドリアを使用せずに解糖系からエネルギーを得ているので，ミトコンドリアの数が非常に少ないそうです。がんは低酸素状態でも生き延びる性質を持っているということです。同じように，低酸素状態であれば脂肪よりもブドウ糖がエネルギー源になります。心臓は通常は脂肪をエネルギー源にしていますが，狭心症で心臓に栄養を送る血管が細くなると，その先は低酸素状態になり，心臓の組織は脂肪ではなく，ブドウ糖を利用するのです。がんを発見するのと同じ原理で，心臓を撮影すると酸素が不足している部位が判明するのです。これが心臓の機能評価を行うPETの原理です。

酸素の歴史

　地球の誕生は約46億年前と言われています。その誕生当時，酸素はありませんでした。10億年かけて海ができ，海

の中に酸素を必要としないで生存できる微生物が誕生しました。そして24億年前に，その海の中に植物の祖先である藍藻が，二酸化炭素と水から，ブドウ糖を作り始めました。その時に副産物として酸素が生じたのです。植物が行っている光合成の始まりです。この藍藻は爆発的に増殖し酸素が地球上に増え始めました。酸素を必要としないで生活していた嫌気性菌にとっては，酸素は実は毒なのです。そして多くの嫌気性菌は滅びましたが，その中で酸素を味方に付けて生き延びる菌が現れました。それが好気性菌と呼ばれるもので，酸素を使用することでエネルギーを効率的に創り出す方法を身に付けたのです。現在の大気中には21%の酸素がありますが，3億年前には植物の繁栄によって，酸素の濃度は35%になったと言われています。

50mプールを地球の年齢とすると，1mが約1億年で，その1,000分の1の1mmが1万年となります。西暦は約2000年ですから，0.2mmとなります。はかないものですね。

老化の原因，活性酸素

酸素は遙か昔は生物にとっては厄介なものでした。それが酸素を味方に付けたことで酸素は生きるためには不可欠のものになりました。ところが，酸素は活性酸素という体にとってはありがたくないものにもなることがあります。活性酸素とは安定していない酸素といった感じで，酸素が化学的に活

性化されたものです。酸素からの誘導体で，遺伝子や細胞を破壊してしまうのです。つまりこの活性酸素が老化の原因物質だとも言われています。酸素が足りないと息苦しくなります。しかし酸素が多すぎても活性酸素を生じて体を壊してしまいます。

一方で活性酸素によって体にとって有害である微生物を排除する方法も確立されています。つまりバランスが大切なのですね。酸素も多すぎても少なすぎても良くなく，活性酸素も多すぎても少なすぎても不具合が生じます。また，体には余剰な活性酸素を消去するシステムも組み込まれています。

すでにお話ししたようにがん細胞は酸素を使用せずに解糖系のみで増殖しています。ミトコンドリアが必要ないのですね。ですから活性酸素の誘導は遙かに少なく，がんは老化せずに延々と生き延びると思われています。

グリセミックインデックス（GI スコア）

腹持ちが良い食品と，食べてもすぐにお腹がすく食品があります。見た目に同じような分量で，お腹に入った感じも似ているのにすぐお腹がすくものもあれば，しばらくお腹が空かないものもあります。それをある程度科学的に導く指数がグリセミックインデックスです。GI スコアとも呼ばれます。食べてすぐに血中の糖の値（血糖値）が急上昇するものと，徐々に血糖値が上昇する食品があることがわかっています。

消化が良い食品はすぐに吸収されるのでグリセミックインデックスが高くなります。グリセミックインデックスが低い食品を摂ると，血糖の上昇を抑えるインスリンの必要量も必要最小限に抑えられるので，太らないという理論もありますが，いくらグリセミックインデックスの低い食品を食べても，総量が多ければやはり太るのです。

　グリセミックインデックスを低くするには，ジャガイモの消費量を減らし，果物と野菜を十分に摂る。パンではなく米食を摂る。パスタを摂る。蜂蜜や砂糖は控えるなどの方法があります。

　この背景にあるのはインスリンが効き過ぎることは命を縮めている可能性があるという考え方です。実際にショウジョウバエによる実験では，インスリンの作用に関係する遺伝子を破壊するとショウジョウバエが長生きし，インスリンの作用を抑える遺伝子を破壊する（インスリンがより働く）と早死にするという研究もあります。インスリン抵抗性はこのインスリンによる早死にを防止するための自己防御機能とも考えられます。以上は現代西洋医学的なサイエンスの世界の話で，ヒトでの実際に当てはまるのかは将来の課題ですが，インスリンの生涯分泌量を少なくすることが長生きに通じるのであれば，GIスコアも役に立つのでしょう。

　でもそんなことをいちいち気にして食事をしていては楽しくないですね。僕の考え方は全体的にバランス良く食事をしましょうということで，別にGIスコアが高いものを食べて

も問題ないのです。いつも，いつもGIスコアが高いものを食べなければよいということが大切と思っています。こんなアナログ的な理解で十分です。すべての食品のGIスコアを調べるというようなデジタル的手法は楽しくないですね。

アルコールのカロリーは？

英国留学前に地方の日赤病院に3年間勤務していました。午前中は外来や検査で，昼ご飯を食べた後に手術が続きます。たくさんの手術に入り深夜に帰宅です。そしてアパートの1階がコンビニでしたので，ビールを買って部屋に戻ります。手術中は水を飲みませんのですごい脱水状態で帰宅です。多い日は大きな缶ビールを6本飲んだこともありました。500 mLの缶ビールは約200 kcalと記載されています。それを6本飲めば1,200 kcalです。そしてどんどん太っていきました。僕もビールで太ったと思っていたのです。さてこれは正しいのでしょうか。つまりアルコールで太ることはあるのかということです。

アルコールそのものは体内に入ると分解されて水と二酸化炭素になり，脂肪や炭水化物と違って，エネルギー源としては保存されないという意見があります。つまり蓄積されないということです。そうだとしても，ビールや清酒，ワインは醸造酒といわれており，アルコール以外に大麦，米，ブドウなどの炭水化物の成分が含まれています。実はそれらが栄養

源となりますね．しかし，50 kcal 前後しかありません．一方で蒸留酒である焼酎やウイスキーなどは，蒸留という工程があるのでアルコールしか含まれていません．よって，炭水化物など含まれていません．つまり蒸留酒では蓄えに回るエネルギーとしてはゼロということになります．

つまりアルコールのカロリー表示は，それを今すぐ使用するときのカロリーであって，貯蔵に回るカロリーではありません．アルコールで太るのは一緒に食べるおつまみや食事で太るのです．留学前の僕のお腹はビール腹というよりも，おつまみ腹ということになります．

また，アルコールのカロリーはその場で使われます．貯蔵カロリーにはならないだけですので，アルコールでその場のカロリーを補えば，通常食べている炭水化物や脂肪のエネルギーが余剰となるので蓄積されますよ．アルコールだけでは太りませんが，通常の食事が貯蔵カロリーに回れば当然太ります．

だからといって，アルコールだけを飲んで，食事を止めて，そしてカロリーを控えようというのはどんでもない話です．簡単に言うと体をアルコールで壊しますね．適量のアルコールは悪くはないですよ，という理解が正しいと思っています．

念のために，アルコールは 1 g あたり 7 kcal と言われています．理論的にはアルコールから脂肪酸やグリコーゲンが合成されます．いまだに，いろいろな意見があるということです．

第1章　肥満の科学―現代医学的なアプローチ―

たんぱく質は蓄えられるの？

　たんぱく質はその構成成分であるアミノ酸に分解されて吸収されます。人の体重の約60％は水で，脂肪が15〜20％前後，たんぱく質は15％前後，ミネラルが5％前後，糖質が約1％と言われています。つまり，たんぱく質は大切な体を形作る素ですので，特に成長期の子どもには大切な栄養源です。成長し終わった我々大人にも今の体格を維持するために大切な栄養源です。では余剰のたんぱく質はどうなるのでしょう。たんぱく質からグリコーゲンや脂肪の合成に関わる経路も存在しますが，多くの余剰なたんぱく質は肝臓で代謝されて，体外に捨てられると思われています。

　すると，たんぱく質だけを食べればよいのだから，お肉を毎日食べようというのはちょっと間違っています。肉には水分が約半分，そしてたんぱく質の他に脂肪がたくさん含まれています。たんぱく質だけの肉はないのですね。つまり肉だけを食べても脂肪をたくさん摂取することになるので，体によくはないのです。また栄養素のバランスを崩してまで，1つの栄養素を摂取するのはよくないですね。

分岐鎖アミノ酸（BCAA）

　アミノ酸が連なったものがたんぱく質ですが，ロイシン，イソロイシン，バリンの3種類のアミノ酸は，分岐鎖アミノ酸と呼ばれます。肝臓ではほとんど代謝されず，主として，骨格筋と脳で代謝されます。そして，骨格筋のたんぱく質合成を促進し，たんぱく質の分解を抑制するので，運動時の骨格筋の維持や増量に，重要な役割をすると言われています。分岐鎖アミノ酸は運動後の筋肉の疲労を早くに回復させます。分岐鎖アミノ酸を多く含む食品には，大豆類，鳥肉（鳥胸肉），マグロ（赤身），たらこ，チーズ，牛乳などがあるので，運動前後の，特にマラソンなどの有酸素運動前後の食事には，これらが好んで食材として使用されます。

妊娠と肥満

　女性は妊娠時と更年期に太る傾向があります。妊娠時には胎児が大きくなるほか，子宮も重量を増します。そして体全体の脂肪も増えるのです。お腹の赤ちゃんに栄養を与えるために，母体が太るのは自然の摂理にも思えます。体が重くなり運動量も減りますのでますます太りやすくなりますね。自然の摂理ですから，妊娠前から太っている人はそれ以上太る必要はないですね。一方で，妊娠前に痩せていた人はしっかりと赤ちゃんのために太りましょう。平均体重の範囲内また

はそれ以下の人は，7〜12 kg ぐらいは太ってもよいと言われています。痩せた母胎から生まれた子どもは将来肥満になると言われています。実際に第二次世界大戦時のオランダでは，1 日あたり 1,000 kcal 以下で生活していました。そんな母胎から生まれた子どもの追跡調査の結果は，実際に肥満が多いのですね。母胎が飢餓であることは，生前から飢餓に備える必要が増すので，当然太りやすい体を作ると思われています。

カロリーを見る習慣を

　最近はいろいろな食品にカロリーが記載されています。ぜひ，食品のカロリーを見る習慣を付けましょう。カツカレーは大体 1,200 kcal，お弁当も 700〜900 kcal，メロンパンは 500 kcal，とんでもなく大カロリーです。

　ファストフード店に入って，ハンバーガーとフライドポテト，オニオンリング，コーラのラージサイズ，食後にシェイクとアップルパイ，こんな食事をすると，ハンバーガーは 400 kcal，フライドポテトは 300 kcal，オニオンリングで 300 kcal，コーラの L サイズは 200 kcal，シェイクは 300 kcal，アップルパイが 300 kcal，その合計はなんと 1,800 kcal となってしまいました。

　このカロリー表示もデジタル感覚満載ですね。ですから，なんとなく見て，なんとなく体感すればよいのです。カツカ

レーでも 800〜1,200 kcal ぐらいまで幅があるでしょう。ご飯の量やカツの重さで違うのは当たり前です。大雑把な印象が大切なのですね。そして，どうしてもカロリーのあるものを食べたくなれば，食べてもよいのです。他を控えればよいのですから。カロリーが高いものを毎日，毎食，食べないような当たり前の行動を勧めているだけなのです。

カロリーオフ飲料の不思議

　食品表示の注意点は食品の総量としてのカロリーなのか，または 100 mL あたりなのかは，とても大切です。またカロリーゼロと表示があっても実はカロリーゼロではないのですね。カロリーゼロ表示は 100 mL あたり 5 kcal 未満で可能なのです。カロリーゼロ飲料を 500 mL 飲むと，25 kcal 近くの摂取となることもあります。またカロリーオフ表示は 100 mL あたり 20 kcal 以下で可能ですから，500 mL のカロリーオフ飲料を飲むと，100 kcal の摂取となることもあります。表示にだまされずにしっかりとカロリーを計算する習慣を付けましょう。

　カロリーがまったくゼロでも甘い飲み物はありますね。それには砂糖ではない人工の甘味料が使われています。一生続けることが体重を増やさない大原則です。つまり，人工的な甘味料で甘みに対する依存を継続すると，結局は甘さへの欲望から脱却できません。甘いものを常時摂る必要がない習慣

が大切なのです。甘いものを絶対に食べるななどと言うつもりもありません。甘いものを楽しむにしても，のべつ幕なしに甘いものを食べているよりも，たまに食べる甘いものを本当においしいと思えるようになることが大切な食習慣なのです。

とんでもないカロリーの品々

　詳細なカロリー計算を毎日，毎食するのでは気が滅入りますね。だいたいでよいのです。しかし，とんでもないカロリーの品々はちょっと覚えておくとよいでしょう。僕の大好きな丸い揚げ煎餅1枚は60 kcal前後です。油で揚げてますからね。またアーモンドチョコレート1個で25 kcal前後です。アーモンド1粒でも7 kcal前後あって，それをチョコレートで巻いているのですから高カロリーは当たり前でしょうね。脂ののったサンマ1匹は400 kcal前後，上ロース1切れは70 kcal前後です。またバターやマーガリン，マヨネーズ，ドレッシングなどは15 g（大さじ1杯）で約100 kcalになります。すごいカロリーですね。サラダバーで低カロリーの食事をしたつもりでも，それにマヨネーズをたくさん付けて食べると，過剰栄養となりますね。知っていれば，マヨネーズを少々控えようと思いますよね。

　高カロリーのものを一生食べるなというつもりはありません。食べるなら少量を控えめにと言いたいのです。そんな生

活が自然と身につくと，揚げ煎餅ではなくて，あっさりしたお煎餅が良くなったり，チョコも折角なら，高級なチョコレートを1個だけ食べようとなったり，季節だから，今日はサンマの塩焼きを高カロリーでも味わおうとなったりします。上ロースだっておいしいですよ。昔は10枚でも平気で食べていましたが，今は何となく数枚で控えるようになりました。僕だっておいしいものは食べたいですからね。

ストレスと肥満

　自律神経失調症などという言葉は日常的に使用されています。僕たちの体に張りめぐらされている神経には，「体性神経」と「自律神経」という2つの系統があります。体性神経とは感じたり，動かしたりできる神経です。熱い，暑い，痛いなどの感覚を脳に伝えたり，脳の指令で体を動かすようにするものです。一方，自律神経は，自分の意志や意識で働かせることのできない神経で，心臓の動き，血圧，食べ物の消化，体温の調節など，生命を維持するうえで重要な体の機能をコントロールしているのが自律神経です。自律神経には交感神経と副交感神経があり，自律神経の交感神経と副交感神経がバランスよく働いていると健康に過ごせます。活動的なときは交感神経が活発になって，副交感神経の働きが低下します。リラックスする時間や，就寝時は交感神経が鎮まり，副交感神経が活発になります。恐怖や怒り，驚きなどのスト

レスを感じると交感神経が活発になり，心臓がドキドキして，血圧も上がります。

　一般に交感神経は脂肪の燃焼を促進し，副交感神経は脂肪を蓄積すると考えられていますが，むしろ実際は違っているようです。交感神経と副交感神経が上手く機能しているときは太らず，一方でそのバランスが崩れると太るように感じられます。肥満で睡眠時無呼吸症候群などになると，熟眠感が得られず，副交感神経が十分に働かずに，成長ホルモンの分泌が低下して，脂肪の燃焼が減少することも一例です。

　肥満状態では，大きな体の隅々まで血液を行き渡らせる必要があるので血圧を高く保つ必要が生じます。そのために交感神経が優位となるのです。いつも緊張状態が続いていることになります。

　ストレスは交感神経と副交感神経のバランスを乱し，そして肥満に働くとアナログ的に考えて，腑に落とすことが大切と思っています。

肥満は遺伝？

　親子で太っている人達は少なくないですね。これは遺伝によるのでしょうか。通常は遺伝に加えて，同じような食生活をしているためと考えられています。

　実際に，肥満の遺伝子も見つかっています。1950年，米国で遺伝性肥満マウスが見つかりました。その原因となる未

知の遺伝子は「肥満遺伝子（ob 遺伝子）」と命名され，その肥満マウスは ob／ob マウスと呼ばれています。ob／ob マウスは正常マウスに比べて体重が 3 倍以上になります。1994 年，ロックフェラー大学のフリードマンらが ob 遺伝子の同定（どうてい）に成功し，ob 遺伝子は生体内では主に脂肪細胞で発現していることがわかりました。そしてあるホルモンを作っていました。ob／ob マウスは ob 遺伝子の産物であるホルモンが作れないため肥満になるとわかったのです。そのホルモンはレプチン（leptin）と命名されました。レプチンをマウスに投与すると，食欲が抑制され，エネルギー消費が増大した結果，体重が激減したのです。ヒトでのレプチン遺伝子の変異はごくまれに報告され，7 歳で 40 kg 以上になると言われています。

夢の痩せ薬

このレプチンは，脂肪細胞から分泌され，食欲を抑えて，脂肪分解を促進するので，夢の痩せ薬とも言われています。肥満になると肥満細胞から分泌されて，もう食べるなという指令を出すので，とても理にかなっています。脂肪の燃焼を促進するインスリンが分泌されても，脂肪が燃えにくくなる状態をインスリン抵抗性と言います。つまりいくらホルモンが出ても，それに反応しなくなるのですね。レプチンにも，レプチン抵抗性があることが知られていて，肥満細胞はたく

第1章　肥満の科学－現代医学的なアプローチ－

さんレプチンを出して食欲を落とし，脂肪を燃やす命令を出しているにもかかわらず，その中央からの命令に脳が従わない状態となっているのです。現代西洋医学的な薬は，サイエンティフィックで論理的ですが，あるひとつのものによる特別な手段を講じています。1ヵ所に働くことで大きな動きをストップさせようとしても，他の作用が働いて，なかなか上手くいかないという状態になることもあります。僕には，現代西洋医学的考え方では夢の痩せ薬ができないひとつの理由に思われます。泥臭いですが，エネルギーバランスを考えて食事を摂り，適度な運動をして，適切な睡眠を取って，ストレスを減らしてなどという多方面にわたる養生をすることが結果的には大切で，健康的な生活になると信じています。

社会的要因

　肥満研究者が研究費を獲得するために，製薬会社が薬の販売促進のために，メタボリックシンドロームが誕生したという人もいます。実際に，日本版メタボリックシンドロームの提唱者である松澤先生が2003年まで教授職であった大阪大学医学部第二内科の2000～2005年までの6年間の奨学寄付金の合計額は8億3,808万円で，コレステロール低下薬のメバロチンを製造・販売していた三共（現在の第一三共）が1億1,600万円とずば抜けており，2003年度の寄付は2,950万円であったという記載もあります（メタボの罠：大櫛陽一,

角川新書)。僕には少々この金額は高額に思えますが，特別驚く数字ではないのです。医学の研究には莫大な費用が必要です。ある薬を産官学で開発することも，先進国では普通に行われています。大切なことは透明性と，それを検証する第三者機関だと思います。メタボリックシンドロームに関して疑問があるのであれば，研究費をもらっていないような研究者や知識人が構成する第三者機関で議論することも必要かもしれませんね。

　しかし，漢方的思考ではデジタル感覚は必要ありません。むしろ無埋矢埋にデジタルに洛とし込むことに少々無埋を感じるのです。肥満過ぎるのも病気，痩せ過ぎるのも病気というアナログ的な考えが，実は一番的を得ているように感じます。その肥満過ぎる，痩せ過ぎるというのは本人の健康に対する感覚によると思っています。

ともかく食べたいのだ

　われわれは300 kcalのいちごショートケーキを，300 kcalの栄養がほしいから食べているのではないのですね。いちごショートケーキの味覚や，ある場合にはいちごショートケーキを食べるというイメージに浸りたくて食べています。よく「デザートは別腹」などと言って，メインのコースでお腹一杯になってもデザートは食べられますし，デザートを食べたくなります。これは栄養学的に食べる必要があるのではな

く，デザートの味や，さっぱり感などに誘惑されるためです。こんなことは当然わかっているのですよね。

マスコミのコマーシャルにも煽られ，われわれは栄養以外の目的にいろいろな食品を当然のように口にしているのです。その点を理解し，カロリーをいつも頭に入れつつ食べる努力が必要です。

テレビでご一緒した板東英二さんが，「白米よりも玄米が体にいいと言われても，白米を食べるために，一生懸命練習してプロ野球選手になったんだ」と言っていました。つまり白米を食べるということが大切なのであって，それが玄米よりも体によくないと言われても，それは白米を食べない選択には結びつかないのですね。ビフテキなどもそうでしょう。昔の人にとっては，牛肉がとても高価だった時代の人には，味よりもビフテキという響きが大切なのです。

リバウンドは悪

○○週間ダイエットを実行して，そしてある程度成功して，その後にまたもとの生活に戻れば，当然に太ります。これをリバウンドと言いますが，リバウンドの前後では実は体は違っています。○○週間ダイエットのような，ある程度強制的に体重を落とす方法の多くは筋肉量も減らします。そしてリバウンドするときはすぐに筋肉は付きませんので，脂肪が体に付きます。つまり，リバウンドを繰り返すと，同じ太

った体重でも，脂肪の量が増えてしまうのですね。脂肪が増えると痩せにくい体になります。リバウンドを繰り返すほど，痩せにくい体となるのです。

成長ホルモン

　寝る子は育つとよく言われますが，その通りです。寝ている間に，それも気持ちのよい睡眠をとっている間に，成長ホルモンが分泌され成長するのです。成長ホルモンは脂肪を燃やします。脂肪を燃やしながら成長するのですね。成長期が終了しても成長ホルモンが出ている人は痩せやすいのですね。肥満が原因として生じる病気のひとつに睡眠時無呼吸症候群があります。太ることによって，息をする通路，気道が塞がれて，いびきとなり，そしてしばらく呼吸が止まり，またいびきをするといった感じです。こんな状態では眠っていても，気持ちのよい睡眠ではないのですね。ですから日中いつも眠いという状態になります。夜中に気持ちよく寝ていませんから，成長ホルモンの分泌も悪くなり，ますます痩せにくい体になります。肥満による睡眠時無呼吸症候群の最良の治療は減量に決まっています。しかし積年の相対的食べ過ぎで生じた肥満は，そう簡単には治りません。そこで強制的にマスクから空気を睡眠中に送り込むのですね。こんな寝ながらマスクをするという一見苦しそうな治療が，実は睡眠時無呼吸症候群の人にはとても気持ちがよい毎日を導くのです。

その結果，成長ホルモンも正常に分泌されますので，同じ努力をしていながら，マスクによる強制呼吸という治療をするだけで，結構痩せる人がいるのですね。睡眠時無呼吸症候群は車の停止中にも居眠りをする，大切な会議でも寝てしまうといった無性に眠くなる病気です。肥満の方はぜひ，睡眠時無呼吸症候群の検査をすべきでしょう。

また寝不足や不規則な生活は太ります。夜勤の仕事の方は，普通の生活の方以上に注意しないと太りやすいという自覚が必要ですね。

フィットネスクラブは焼き畑スタイル

フィットネスクラブは実は結構経営難だそうです。フィットネスクラブの経営者が僕のところに集客の相談に来たこともあります。1ヵ所で約3,000人の会員がだいたいの損益分岐点です。会員を集めた方が当然に儲かるのですが，その集客のうたい文句が，実はダイエットしかないのですね。フィットネスクラブ自体も実は運動だけでダイエットは成功しないということを知っています。しかし，その他に良い集客文句がないので，どのフィットネスクラブも，いつでもダイエットで新規会員を集めています。もちろん新しい会員は集まりますが，2ヵ月やっても3ヵ月やっても痩せません。当たり前でそんなに簡単には痩せませんね。でも入会前のイメージとは異なるのでどんどんと退会します。1年後の退会率が

80％近くにも達するフィットネスクラブは珍しくないそうです。そしてフィットネスクラブに行って，痩せなかった人は，二度と運動をしなくなりますね。フィットネスクラブはダイエットという甘い誘いで，そして成功しないことを実は知っていながら，新規顧客を集めています。そして彼らのほとんどがすぐに退会して，二度と戻ってこない事実を知りつつ，同じ集客作戦を繰り返しています。焼き畑農業と同じだと思いました。森林を焼いて畑にして，また新しい森林を焼いて畑にしているように僕には映りました。

肥満は損？？？？

　肥満し過ぎることは損です。冗談で「超肥満者には人権はない」と言い放つ人もいます。人権はすべての人に共通に存在するものですから，それが間違っていることは明らかです。しかし超肥満の人が損をしていることは多々あると思っています。人事担当の人に，「同じ能力で超肥満の人と，普通の体重の人がいれば，どちらを採用しますか」と尋ねれば，「肥満の度合いで差別はしません」という優等生の返答が返ってきます。でも実はそんなことはないと，肥満症を抱えている人自身が知っているのですね。実際に肥満という状態で差別されている現実を感じているのですね。そんなときに，肥満症による差別をなくそう運動に参加することもよいでしょうが，肥満症を改善する努力をしてもよいのではない

第1章 肥満の科学—現代医学的なアプローチ—

でしょうか。努力で解決できることもあるでしょうから。

また，太っていると既製品の選択肢がないので，服や靴などにお金がかかるということも患者さんから聞きます。ある新聞の統計ではBMIが多いほど，住宅ローンの借り入れ率が高い（2008年4月8日　日本経済新聞）という結果も出ています。いろいろな不利益が超肥満の人にはあるのです。まず痩せる努力をしてみませんか。

僕の娘が将来，結婚したい相手を連れてきたら，そしてその人が超肥満であれば，少々痩せてから，痩せる努力をしてから出直してこいと言うでしょう。義理の息子になる人には長生きしてもらいたいですし，肥満症ということで差別されてほしくもないですからね。

The point of no return

1993〜1998年まで英国のオックスフォード大学の博士課程に留学して，移植免疫学を勉強しました。日本から時々，お客さんが見えると，ロンドンにミュージカルを見に行きました。多くは「オペラ座の怪人」でした。レ・ミゼラブルに次ぐロングランとなっています。何度見てもおもしろかったですが，英語だったので，所々わからないところもありました。実は日本語でオペラ座の怪人のミュージカルを見たことはいまだにないのです。休憩を挟んで後半になると，怪人が「Pass the point of no return」と何度も歌うのですね。この

言葉がどうも耳についています。戻れない点を越えろといった意味でしょうが，肥満にもこの戻れない点，越えてはいけない点があると思っています。

肥満が進むと，膝や腰が痛くなります。そして車いすの生活になると，その人は通常痩せません。運動ができないので，筋肉が少ない肥満となり，基礎代謝は下がり，運動量は当然ゼロに近くなり，そして楽しみがないので，いつも，いつも食べてばかりという生活になります。そうなる前に，減量が必要なのですね。

睡眠時無呼吸症候群も悪循環となります。夜しっかりと眠れないので成長ホルモンが十分に出ません。その結果脂肪は燃えずに蓄積します。昼間も眠気が訪れるので，血糖を上げて眠気を覚ますようになり，間食が続きます。睡眠の専門家の先生も痩せることは必要とわかっていますが，痩せさせる確かな方法がないので，機械を装着させて熟眠感を得られる方法（CPAP）を勧めるのです。この睡眠時無呼吸症候群もある点が the point of no return と思っています。

水太りの人は筋肉が少なく脂肪がはるかに多いのです。そうするとインスリン抵抗性が増し，インスリンは増加しますが組織がその増加に鈍感となりますので，ますます脂肪は燃えなくなります。そしてインスリンが増えることによる合併症が生じます。そんな方は低血糖となりやすく，いつも，いつも間食をしていないと力が抜け，眠くなります。そうすればますます太るのは当然ですね。こんな方を痩せさせるのも

第1章　肥満の科学―現代医学的なアプローチ―

大変です．

外科治療

　どうしても痩せられない人の選択肢は，外科的治療です．胃を小さくして満腹感を誘導する方法や，栄養を吸収する小腸を短くする方法などがあります．昔は開腹手術でしたので，体への負担は少なからずありました．最近は腹腔鏡という方法で，お腹に小さな穴を数ヵ所あけて，同じような手術ができるようになりました．まだまだ，日本では普及途中ですが，アメリカでは日常よく行われる治療のひとつになっています．どうしても痩せられないような超肥満体の人には選択肢のひとつになると思っています．

　超肥満体の方が外科的治療をすると，少し痩せ始めるぐらいで，糖尿病を含めて肥満による合併症が軽減することが知られています．痩せる努力をしても無理な人々には必要で有効な処置かも知れません．

有酸素運動を頻回に行うと

　医師となってから25年間運動には縁がなかったのですが，約2年半前から筋肉トレーニングを始め，8ヵ月前から金槌であったにもかかわらず水泳に挑戦し，そしてついにトライアスロンを目指す決心をしました．そして先日スイム1.5

km，バイク（自転車）40 km，ラン 10 km のトライアスロンを完走しました．時間が許せば毎日スイム，バイク，ランのどれかの有酸素運動を行っています．忙しい時間をやり繰りしながら 1 時間またはそれ以上のトレーニングをしています．そうすると心拍数は 150 以上になり，毎日 500～1,000 カロリー前後の運動をしていることになります．こんな生活が身に付くと，通常の食事をしていたのではどんどん痩せていきます．ですから，最近はどんどんと食べるようにしています．以前はあれほど痩せることに対して苦労して，そして食生活の制限をして痩せましたが，筋肉がほどよく付き，そして有酸素運動で脂肪が燃焼できる体を手に入れると，自分の体の声を聞きながら，お腹が減れば食事をするということができるようになりました．肉も，魚も，揚げ物も，甘いものも，そのときの体の欲求に従って食べていますが，66 kg という体重を維持しています．よく眠れ，仕事がはかどり，意思決定は早くなり，心身ともに快調です．しかし，今でも腹八分目は心得ていますよ．気持ちが悪くなるような，ただ満腹になるような食事はむしろ嫌ですね．トライアスロンを趣味にしてからおいしいものをおいしく食べられるようになった気がします．

第 2 章　漢方的思考と肥満

第 2 章　漢方的思考と肥満

漢方で肥満解消？

　「漢方薬を飲むだけで，○○ヵ月でダイエット」などと言うつもりはありません。「痩せる漢方薬をくれ」という患者さんには，「そんな都合のいい薬はありません」ときっぱり断っています。そんな簡単に痩せるわけがないのですね。では漢方の何が肥満対策に役立つのでしょうか。それは漢方的な思考です。現代西洋医学は検査や数字が多く，デジタル的感覚が満載です。漢方ははるか昔の知恵ですので，サイエンティフィックでロジカルさには欠けるところがありますが，現代医学の補完医療としてはなかなか素晴らしいのです。デジタル感覚とは反対にあるアナログ的理解が結構役に立ちます。この漢方のアナログ感を大切にして，そして漢方の知恵を使いながら，肥満解消大作戦を展開しようという試みです。実際にこの方法で，僕自身も 20 kg 以上の減量に成功し，多くの患者さんも痩せることができたのです。

ダイエットの考えなし。飢餓の時代

　漢方は昔の知恵です。日本漢方のバイブルと呼ばれる『傷寒論』は約 1800 年前に完成された医学書です。そんな知恵を大切にしているのです。その昔，ダイエットなどという考えはありませんでした。漢方は先人の経験例の集積です。偉大な人々の成功体験が記載されています。そのなかに

太っていることに困って，そして痩せさせた話はほとんどありません。むしろ太っていることは健康の象徴であり，好ましいことであったのです。飢餓の恐怖に怯えていたのです。しかし，富裕層もそうだったのでしょうか。これは僕の疑問ですが，お金に困ることなく食べることができた人々にも肥満症はいなかったのでしょうか。

アナログ感を大切に

　太っている患者さんに「痩せる努力をしたことがありますか？」と尋ねると，「1日 800 kcal の食事を入院中に毎日取らされたが，まったく痩せなかった」というご婦人がいました。太るということは，必要カロリー以上の食事をしているからです。一方で痩せるということは，必要カロリー以下の食事をする結果です。ですから 800 kcal で痩せないということは，その人にとってはそのカロリーが多すぎることを意味します。800 というデジタルに惑わされて，わたしは 800 kcal でも痩せない体質だと，なんだか特異体質であるかのような言い訳をしたいのですね。ともかくアナログ的に「食べ過ぎは太り，控えると痩せる」ということを自分に腑に落とすことが大切です。

　では毎日 800 kcal で，どれぐらい痩せるのでしょうか。入院中ですので，ご婦人の必要カロリーは相当低いでしょう。1,500 kcal と仮定します。1日 700 kcal のマイナスです

ね。30日入院すると，21,000 kcal です。7,200 kcal で脂肪 1 kg 相当であるとお話ししました。すると 21,000 kcal のマイナスは，脂肪 3 kg の減量に相当します。そのご婦人は 100 kg はある人でした。そんな患者さんにとっては 3 kg は，ある意味誤差範囲ですね。これほどの努力をしても，1ヵ月入院しても 800 kcal の食事をしても，3 kg しか減りません。このご婦人の言葉を信じての話です。実は間食をしていたり，果物を食べていたりなど，こっそりと少々の間食をしていることは少なくないですね。

一生続ける

「○○週間で痩せる」とか，「○○ヵ月の肥満解消法」とかを僕はまったく信じません。ある一定期間だけ努力をしても，それも辛い努力をしても，そのプロトコールの終了後にはまたもとのように食べますので，体重は再び増加します。リバウンドするのですね。大切なことは「一生続ける生活管理」なのです。ですから，とても苦しいことは長続きしません。一生は無理ですね。少々苦しいことでも一生続けることは困難です。ある程度の意思の強さや，現状の危機感をしっかり持てば，一生続けられるようなことを行うのが理にかなっています。だからこそ肥満解消大作戦なのですね。簡単ではないからこそ，大作戦です。

漢方は養生のひとつ

　漢方は養生のひとつです。養生とは今で言う健康管理のことで，健康管理をないがしろにして「漢方だけで痩せたい」などというのは論外ということです。食生活の管理，適度な運動，ストレス管理，適度な睡眠などをしっかり行えば漢方治療がより効果的になるということです。この当たり前なことができないのですね。

　つまり，あるひとつのことだけをやって痩せようというのには無理があるということです。極端な運動だけで数週間で痩せようとか，特別な食品だけで数ヵ月で痩せようとか，ある機械を付ければたちどころに痩せるとか，そんな簡単なものではないのですね。そしてバランスよく行うことが大切です。この当たり前に思われることが実は一番難しいのですね。漢方は養生のひとつということは，他の養生もしっかりやって，初めて漢方の恩恵に預かれるということなのです。言うことは簡単ですが，やることが難しいのですね。それを一生頑張りましょう。ですから，極端なことは短期間しか続かないので役に立ちません。

　夢の痩せ薬の誕生を待っている人は哀れに思えます。そんな薬がもしも誕生しても，そんな人はもっと食べるに決まっています。人間の体はたくさんの補完ルートを備えています。サイエンティフィックで論理的に導かれた夢の薬も，補完ルートが代償して，すぐに効かなくなると思っています。

第2章　漢方的思考と肥満

森全体を治す

　漢方は昔の知恵です．今のように病態がわかっている時代の知恵ではありません．現代西洋医学の薬は，病態に従って，病気の原因に従って処方されますので，現代医学的病態さえ判明すれば，それに従って西洋薬剤を処方することで，有効性も高く，治療可能です．現代西洋医学の薬は純物で，合成されたものがほとんどです．副作用もしっかりと判明しており，作用も論理的です．ある症状や訴えにしっかりと有効です．むしろその症状にしか有効ではないのですね．
　では漢方薬はどうでしょうか．昔の知恵です．分離・精製・合成が現代西洋薬学の知恵とすると，漢方は足し算の知恵なのですね．病態もわからない時代に，一生懸命体全体を診て，そして体全体を治すしか知恵がなかったのですね．でもそんな体全体を治せる可能性があるからこそ，むしろ今，漢方薬の出番なのです．体に合う漢方薬に巡り会うと，乱暴な言い方をすれば，すべての訴えや病気が治る可能性があります．その素晴らしさを享受しないことはもったいないですね．

心を治す

　体に合う漢方薬を飲むと，体全体が治ることがあります．それが昔の知恵ですから．ピンポイントに治せないので，体

全体を治そうとしたのです。心の病も，心の持ち方も漢方で変化します。痩せることは一生のプロジェクトです。ですから心を変化させることは非常に大切なのですね。例えば，便秘を治す下剤があります。西洋医学の下剤では，投与すれば便秘は解消しますが，ピンポイントに働くので，当然便秘に対する効果しかありません。一方，便秘を漢方で治すと，体全体がよくなることがあります。桃核承気湯（とうかくじょうきとう）という漢方薬は，がっちりタイプの方用の薬ですが，便秘は改善して，バナナのような気持ちのよい便がでます。そして気が晴れるのですね。「承気」という字が，気が晴れることを示しています。肥満の方は自分の体に合う漢方薬を探して，それを根気よく飲み続けると心も体も改善するのです。

　また気力を増す漢方薬はいろいろとラインアップがあります。その中から自分に合う漢方薬を見つけるのです。気力が増すと，肥満解消のための新しい生活を受け入れる勇気が湧いてきます。漢方薬は一生飲んでも問題ありません。健康保険適応の漢方エキス剤には毒物となるような危険な漢方生薬は含まれていません。食品の延長と思って，気長に飲むことも大切なのです。しかし漢方薬も薬ですから，まれに重篤な副作用はあります。なにか変なことが体に起これば止める。それだけを守れば問題ないのですね。

　また，気が晴れなくて，やけ食いすることも少なからずあります。そんな状態にも有効な漢方薬はあります。食べることでストレスを解消することもあるでしょう。ストレス解消

第2章　漢方的思考と肥満

のために漢方薬を飲んで有効であれば，そんなことに起因する肥満からは逃れられます．漢方の知恵を，心の改善に使用して，肥満解消に使用することは理にかなっています．

体質を改善する

　心の改善ももたらすのですから，体の訴えもいろいろと治ります．体質を変えることが何より重要なのですね．一生太りにくい心と体を作り上げられればよいのです．それが漢方を肥満解消に使う最大の理由ですね．一方で漢方薬はいろいろな種類があります．自分に合う漢方薬を探すことが大切で，そして楽しいのです．西洋薬剤は基本的に医師が薬剤を決定し，おおむね患者さんはそれに従います．ところが漢方では西洋薬ほど有効な薬に最初から当たる可能性が高くはないので，患者さんと医師で一緒に薬を探していく姿勢が大切です．体質に関係しますので，不思議なことに漢方では味が大切です．おいしいと感じる漢方薬はその人に結構合っているのですね．またおいしいとは思わなくても，結構飲めるなと感じる漢方薬は効く可能性が高いのですね．一方でまずくて，まずくてしょうがないというような漢方薬はあまり効きません．そんな味に対する感覚が長く漢方を飲んでいると変化してきます．以前はあんなにおいしいと思った漢方薬が，なんとなく飲めなくなったりするのですね．それが，体質が変わっていく証拠ともなります．

足し算の知恵　精製されたものとの違い

　なぜ，漢方は体全体や心まで治せるのでしょう。それはピンポイント的に病気を診ることができない時代の知恵だからです。そして，精製・分離・合成という現代西洋薬学の知恵が芽生える前の知恵だからです。精製・分離というのは引き算の知恵ですね。なにか有効な薬効がある，どの成分がその正体なのだろうと疑って，そして引き算的な考え方で，有効成分のワンピークを見つけるといった感じです。例えば阿片は妙に気持ちがよいが，その成分は何なのだろうといった感覚です。そして1804年に阿片の主成分はモルヒネというワンピークであるとわかりました。

　では昔はどんな知恵を工夫したのでしょう。それは足し算の知恵です。ある病態や訴えに有効な生薬は昔からの知恵として集積されてきました。当然ですね。ありとあらゆるものを病気や訴えに使用したのでしょう。そして有効なものを見つけていったはずです。草，根，木，皮や鉱物，動物，化石などなど，なんでも利用しました。そんな生薬の知恵を漢方薬はさらに発展させたのです。足し算の知恵を使ったのですね。生薬をいろいろと足し合わせることによって，作用を強め，副作用を減らし，そして新しい作用も創り出していきました。それが漢方の叡智です。生薬の足し算で，体全体を治すようにセットアップされた叡智の結晶だからこそ，自分に合う漢方薬に巡り会うといろいろな訴えが治るのです。

第2章　漢方的思考と肥満

単品ダイエットは危険

　漢方薬の知恵は足し算の知恵です．バランスよく食べることが大切です．当たり前のことですね．単品ダイエットはいろいろなものが登場しては消えていきます．長く続かないからでしょう．そして体によくないのでしょう．当たり前のことを当たり前に一生続けることが大切です．純物を単一ピークにしたものは，作用も増強されますが，副作用も現れます．麻黄はエフェドリンを含んでいます．エフェドリンは血管を収縮させて血圧を上げる薬ですが，心臓に栄養を送る冠動脈も収縮させますので，狭心症の危険があります．エフェドリンは生薬の麻黄から精製分離され，そして今では化学合成されています．麻黄を含む漢方エキス剤では狭心症による死亡例は報告されていません．つまり，エフェドリンの他にいろいろなものを含む麻黄は，エフェドリン純物よりも安全であることを意味しています．

　脚気というのは，江戸患いと言われていました．江戸時代に江戸では白米を食べる習慣がありました．玄米から白米に精米する過程で脚気を防止するビタミンB1が取り除かれたためです．全体をバランスよく食べることが大切なのです．

　魚でも，小魚をまるごと頭から食べるようなことが実は一番バランスがよいのですね．マグロのトロだけを食べると当然に脂肪過多になります．

理想的な栄養バランスは？

 ではどのように食べればよいのでしょう。僕は難しいことを考えずにバランスよく食べて下さいと指導しています。
 脂肪は腹持ちがよいので，脂肪だけを食べるダイエットが流行したこともあります。また高たんぱく質を摂り，一切炭水化物を摂らないというダイエットが席捲したこともあります。僕に言わせればどれもダメです。だってダイエットという言葉自体が一時的な印象を与えます。食生活を一生変えていく勇気と決意がいるのです。そして食卓を楽しみながら，末永く続ける最良の方法は，昔から言われているようにバランスよく食べればよいのです。それもアナログ感覚でよいのです。こまめにデジタル的にカロリーを詳細に計算する必要もありません。なんとなくカロリーを計算しながら，楽しい食事をするのが一番です。極端はいけません。つまり毎日揚げ物はダメでしょう。揚げ物や天ぷらには油が，つまり脂肪が一杯です。油は1gで9kcalもあります。ですから，揚げ物や天ぷらにするだけで食材のカロリーは一気に上昇します。しかし，揚げ物や天ぷらを一生止めろというのではありません。量を減らして，週に1回であれば問題ないでしょう。今食べているものは高カロリーだと思いながら楽しく味わうことが大切なのです。食は大切な楽しみです。それを犠牲にすることはありません。しかし必要以上のものを食べることは控えることが大切です。その必要性を腹八分目に設定

していくことが肝腎なのです。

　当然に，余ったから食べるのは御法度です。食べ物を残すことに罪悪感があるかもしれませんが，その残り物は誰も食べません。日頃から作りすぎない努力をすることがもっと大切ですね。

痩せる気力がない（気虚）

　痩せなければいけないことは十分にわかっていても，痩せる気力がないという患者さんが少なからずいます。軍隊にでも行けば，痩せるに決まっていると思ってしまうような人ですね。そんな気力がない状態の人に気力を出させる薬が補中益気湯です。まず補中益気湯を飲んで，気力を付けることも有効です。注意点は補中益気湯は食欲も増します。ですから，十分に痩せなければいけないことを腑に落としてから，その気力を出すために補中益気湯を飲むようにしましょう。

　テレビで同じ話をしたら，痩せる漢方は補中益気湯だと思い込んだ人がたくさん僕の外来に来ました。テレビは本と違って，前後の文脈を無視して，そこだけが情報としてインプットされやすいのですね。しばらくは，補中益気湯自体は食欲を増すが，気力も増すために敢えて使用しているということを何度も説明することになってしまいました。

実証 は痩せやすい

　漢方では実証，虚証という言葉が出てきます。漢方理論はアナログ感一杯の理論体系です。デジタルであれば，複数の理論が並立することはまれです。デジタル的に数字ではっきりと，一方が他方を打ち負かすことができるからですね。ところがアナログでは，仮想概念が登場すると，どちらが正しいかは不鮮明になります。そして矛盾する理論がいろいろと存在するということになるのですね。矛盾は致し方ないと思って接することが正しく，まず自分が使いやすい理論を受け入れて，将来的にもっと自分にしっくりくる理論があれば，それと入れ替えるのがわかりやすいのですね。宗教と似ていますね。人を殺していいというような極端な宗教は退場でしょうが，いろいろな宗教があるではないですか。そしてどれも存在しています。そんなアナログ感を大切にすることも楽しいのです。

　さて，僕の理解は，「実証は消化機能がよい」ということです。それは筋肉量にだいたい比例します。筋肉量が多いということは，現代科学的に言えばミトコンドリアが多いということでした。筋肉量が多ければ有酸素運動に適しており，そして体温も高く，その結果基礎代謝は亢進しています。痩せやすいということなのですね。ボクサーが数kgの減量を行えることでも理解できます。フルマラソンで数百gの脂肪が消費されますので，毎日2回フルマラソンを走るような

練習を 5 日行えば，数 kg の減量となるのですね。それ以外に脱水で水を最後に絞れば，もう少し痩せることもできます。こんなことをしても気力が続き，体力が持つことが実証の証しです。

虚証は痩せにくい

　一方で虚証は消化機能が弱い人で，筋肉量が相対的に少ない人です。肥満症では水太りの人が虚証にあたります。筋肉量が少ないので，基礎代謝が低く痩せにくいのです。食事を抜くと眠くなります。これはグリコーゲンの蓄えが少なく，脂肪だらけのため，血中のブドウ糖濃度（血糖）を維持できないと説明することも可能です。ですから，やる気はあっても，食事を減らすと妙に眠くなるという人がいます。そんなときは補中益気湯の内服をさせながら，気力を維持しながら，食事制限の必要性を説き，ぽつぽつと気長に痩せる作戦を立てます。ともかく筋肉量が少ないと痩せにくいのです。

運動は実証を作るため

　生半可な運動では痩せないことは，フルマラソンを例にお話ししました。フルマラソンを走っても数百 g の脂肪しか減りません。では運動は減量には意味はないのでしょうか。

そんなことはないのですね。散歩でもよいのです。まず筋肉が落ちないように，できれば筋肉が付くような運動を一生行ってほしいのです。これはつまり虚証の人が少しでも実証に向かう努力です。実証の人はもっと実証になる努力なのです。ボディービルの選手のような筋肉は必要ありません。ヒラメ型の筋肉が，マグロ型になればよいのですね。ミトコンドリアが多数含まれる，有酸素運動に適する筋肉を作るために運動を始めるのです。

陽証は基礎代謝亢進

　子どもは通常太りません。体温が高いからですね。お年寄りは冷たいですね。基礎体温が低いのです。1ℓの水を1℃上げるエネルギーが1 kcal ですから，基準の設定温度が高い方がたくさんのエネルギーが必要なのです。寒冷地での暖房の設定温度と必要な石油量を考えれば簡単ですね。その基礎代謝のことを漢方では陽証と説明していると思えばわかりやすいのです。子どもは陽証で，年齢を重ねると陰証に向かっていくといった感じです。

陰証は痩せにくい

　ですから陰証になれば痩せにくいのですね。寒冷地で暖房の設定温度を高くしていませんので，必要な石油は少ない

のです。水太りの人が痩せにくいことは簡単に想像できます。○○ヵ月で痩せる□□法などを行うと，もしも減量に成功しても，筋肉が落ちてしまいます。実証の基となる筋力が落ちて，そしてリバウンドすると脂肪が蓄積するのでます ます虚証になるのですね。リバウンドの繰り返しは，どんどんと虚証の体を作っているので痩せにくい体質に向かいます。

拒食症は血虚

　痩せる願望が病的になると，極端な痩せ思考になります。そして食べては吐くことを繰り返すようになります。または，隠れて多量の食事をするなどという食行動の異常が見られるようになります。そして抑うつ症状が現れ，強迫的な思考も生じます。怒りやすくなったり，物事に関心を示さなくなったり，笑わなくなることもあります。自傷行為を行うこともあります。血圧が下がり，低体温となり，便秘や腹痛となり，髪は抜け，肌がカサカサすることもあります。このような症状は漢方的には血虚と言われるものに似ています。

　ちょい太りが実は健康によく，長生きだという結果も出ています。極端な痩せ願望は危険です。あまりにも太っていることが問題であって，少々太っている体型は許容範囲です。このアナログ感を適切に利用してもらいたいのです。自分で太り過ぎ，痩せ過ぎは実はわかっているものですよね。通常

の思考回路が大切です。

イライラ食いには加味逍遙散（かみしょうようさん）

　女性は生理前や，更年期時にストレス発散目的に無性に食べたくなることがあります。生理や更年期と無関係にイライラして冷蔵庫のなかのものをつい食べてしまうということもあるでしょう。このイライラ食いは太るとわかっていながらなかなか止められません。こんな症状は漢方では「気うつ」とも言われ，加味逍遙散（かみしょうようさん）が効くことがあります。他にも女神散（にょしんさん）や抑肝散（よくかんさん），柴胡加竜骨牡蛎湯（さいこかりゅうこつぼれいとう）などいろいろなラインアップがあります。いろいろあるということは，特定のものが決まっていないということでもあるのですが，自分の気持ちを落ち着ける漢方薬を探していくことで解決します。漢方は昔の知恵であるため，サイエンティフィックに，ロジカルに処方決定ができません。ですからいろいろなレパートリーがあるのですね。よい処方に当たることを楽しみながら，漢方をトライするのが楽しいのです。

駆瘀血剤（くおけつざい）は肥満に有用

　瘀血（おけつ）とは「古血（ふるち）が溜（た）まる」といった感覚で，漢方的には目の下のクマ，シミ，舌下静脈の怒張，臍の脇の圧痛，痔や下肢静脈瘤などがよく言われる症状ですが，これらは特段重要

な訴えではありません。瘀血の所見ではあるのですが，瘀血はもっと大きな概念です。昔から瘀血を治す漢方薬は決まっており，実証では桃核承気湯，桂枝茯苓丸，大黄牡丹皮湯，通導散などで，虚証では当帰芍薬散，当帰建中湯，加味逍遙散，当帰四逆加呉茱萸生姜湯などです。これらを，瘀血を治す薬という意味で駆瘀血剤と呼んでいます。ですから，瘀血は駆瘀血剤で治ることがある病態と考えるのが一番わかりやすいですし，使用目標として理解しやすいのですね。昔の知恵を理解するときに，こんな病態まで駆瘀血剤で治るのかと驚くことがあります。漢方は昔の知恵の集積ですから，「そんな病気や訴えまで駆瘀血剤で治るのだ」と腑に落として下さい。そんなアナログ的な思考が漢方には大切です。

　僕の肥満は桂枝茯苓丸と大柴胡湯で解消しました。つまり駆瘀血剤の桂枝茯苓丸が大柴胡湯とともに減量の効果があったと言えるでしょう。古血の溜まりを取り除き，血液の流れをよくすると肥満が治りやすいとされていたのですね。

　現代西洋医学的にもマウスの実験で，血液の流れをよくする遺伝子を組み込んだマウスが，通常のマウスよりも太りにくいことはすでに研究発表されています。

消化管が大切　腸内細菌で太る

　漢方は飲み薬です。そして生薬の足し算です。その結果，

飲む人それぞれでいろいろな作用が生じます。人が変われば反対の作用を生じることもあるのです。例えば五苓散という漢方薬は，通常は尿量を増やす薬です。つまりむくむ人が飲むと尿量が増えてむくみが解消します。ところが，サウナや運動で汗を多量にかいた後に飲んでも，尿量は増えませんし，むしろ尿量を控えるように働きます。漢方薬は丁度よい状態に導くようになっているのです。また大黄を含む漢方薬は通常は便秘に用いますが，感染性の下痢のようなときには，この大黄を含む漢方薬で下痢が止まります。半夏白朮天麻湯はふらふらっとするような低血圧を治す薬ですが，高血圧が軽減することもあります。つまり漢方薬は生薬の足し算であるので，人それぞれでいろいろな作用が現れるのだろうと思われています。

　漢方薬は昔の知恵ですので，すべて内服します。点滴製剤はないということです。むしろ漢方薬の点滴製剤は無効と思われています。なぜなら，漢方薬は腸内の細菌で変化を受けて，そして体に吸収されて効くのです。腸内細菌は人によって種類やバランスが異なります。100種類以上，合計で100兆個以上の腸内細菌がいると言われています。便の半分は腸内細菌の死骸とも考えられています。腸内細菌の合計の重さは1kgを超えます。そんな腸内細菌の変化で漢方の有効性が変わることもあれば，目的とする薬効が変化することもあります。そして腸内細菌の変化を漢方が誘導することもあります。腸内細菌が変わればオナラの匂いも変化します。オナ

111

第 2 章 漢方的思考と肥満

ラが臭いという人が大建中湯などを飲むとお腹の張りがとれて，オナラが臭くなくなります。

さて漢方の効果に重要な役割を演じている腸内細菌ですが，腸内細菌は肥満の原因になっていることが最近の研究で判明しました。生まれながらに無菌状態で育てたマウスに，他のマウスから腸内細菌を移すのです。そうすると肥満マウスの腸内細菌を移されたマウスは太るのですね。

水毒は当然にデブ

水のアンバランスといった概念が水毒です。通常は体に水が多いことを意味しますが，水が少ないことも，水の分布が病的なこともみんな水毒です。水毒のファーストチョイスの漢方薬は五苓散ですので，五苓散で治ることがあるような状態をすべて水毒と理解するとわかりやすいですね。漢方の教科書などの水毒の欄を見ると，たくさんの症状が並んでいます。こんなことまで水毒かと批判的に捉えるのではなく，「こんな症状も水毒と考えて五苓散やその仲間で治ることがあるのだな」と昔の知恵を理解することが腑に落ちますし，有益です。

水太りも水毒と関係がありますね。一度，五苓散やその仲間である防已黄耆湯などを試してみるのもいいでしょう。効けば儲けもの，効かなければ次の漢方を使用すればよいのです。漢方薬は医薬品ですので，ごくまれに重篤な副作用も生

じます。しかし一服や7日間の内服で死亡するようなことはありません。なんか変だなと感じたら止める。それが安全な漢方の内服方法です。漢方は絶対安全だと過信して，なにか異変が生じても漢方を飲んでいるためかもしれないということが頭にないから，副作用が増強されるのです。「なにか起これば止める」。これだけを守れば漢方は安心で安全です。妊娠を知らずに1ヵ月，2ヵ月飲んでも流産はしません。少なくとも健康保険適応の漢方エキス剤では流産をした報告はないのです。内服するのであれば健康保険適応の漢方エキス剤が安心です。厚生労働省のお墨付きですから。くれぐれもよくわからない輸入品のような漢方薬もどきの内服は避けましょう。

ところで脂肪は20%しか水分を含んでいません。つまり1kgの脂肪には80%の中性脂肪が存在します。一方でたんぱく質は60〜70%が水分です。つまり1kgに30〜40%しかたんぱく質はないのですね。つまり筋肉質の人の方が水分量は多いことになります。僕も水太りは言葉通り，水が多いと思っていたのですが，水は脂肪でしょうから，水が実は少ないということに最近やっと気がつきました。そんなことはアナログ感覚の漢方の世界ではあまり意味をなしません。処方と症状が相対すればそれでよいのですから。そんなアナログ感が大切です。

腹八分目に慣れる

　一生，太らない体を作る大切なことは，腹八分目に慣れることです。むしろ腹八分目が気持ちよいと思えるようになることなのです。そうは言っても何が腹八分目かわからないですね。そんなときは，「食後でもなんとなくお腹が空いている状態」と説明しています。つまり，おかわりしたいが，おかわりすれば満腹になるのに，その手前で止めようということです。このいつもお腹が空いている感を快適と思えるようになると，今後太ることはなくなります。そのための補助として体質改善，心の改善効果のある，体全体を健康な方向にシフトさせる漢方薬を探して下さい。自分の体に合う漢方薬を医師と一緒に探していくのです。

ゆっくり食べる

　腹八分目に慣れる方法のひとつは，早食いを止めることです。そうはいってもなかなか食の習慣は変わりません。ひとつの方法は，しっかり噛んで食べることなのですね。早食いはお腹が一杯と感じる前に食べてしまいます。ですから，必要以上の食事量につながるのですね。ぜひ，ゆっくり噛んで食べてみてドさい。なかなか仕事場や外食先ではできません。ぜひ自宅では，食事の時間にゆっくりと噛みながら，食を味わう習慣を身に付けて下さい。

煙草の危険

　将来にわたって健康でいるためには，メタボリックシンドロームという肥満予備軍の考え方は大切です。アナログ的世界の漢方の立場からは，同感できるのです。そうであれば，煙草の危険ももっと真剣に厚生労働省から発信してもらいたいと願っています。

　煙草が健康にとって害悪であることは常識です。知識人の中にも煙草の害は証明されていないと食い下がる人もいます。しかし，アナログ的には煙草は間違いなく健康にとって悪なのです。欧米ではコマーシャルや自動販売機の禁止，価格の大幅アップなどにより喫煙者は減少しました。日本では重要な税収源となっているため，国や地方自治体は建前では禁煙を口にしていながら，喫煙率減少の数値目標の設定などの本格的対策には取り組もうとしていません。

　メタボリックシンドローム同様，国策としてもっと本気で禁煙に力を入れてもらいたいと思っています。

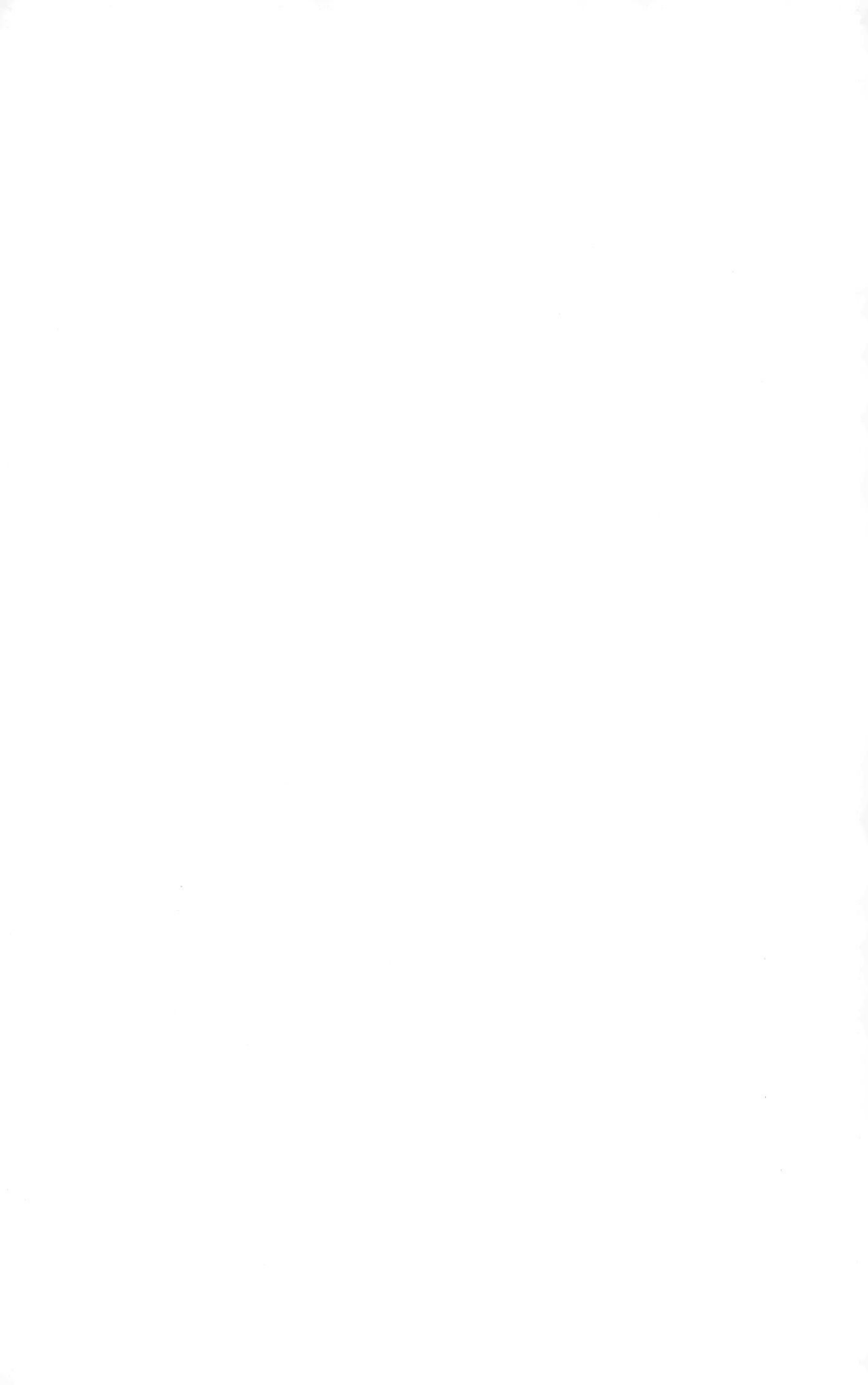

第3章　肥満合併症治療入院プロジェクト

第3章 肥満合併症治療入院プロジェクト

病的肥満に対する健康保険診療です

　東京都板橋区の公益財団法人愛世会愛誠病院で行っている入院プロジェクトです。保険診療で行うので、美容目的の単なる肥満の方は対象外です。ですから病的な肥満が入院治療の対象になります。病的な肥満とはなんでしょうか。まずBMIが25以上で、肥満学会が肥満の合併症として認めている10疾患群のひとつ以上が認められる場合です。

肥満合併の10疾患

耐糖能異常，脂質代謝異常，高血圧，高尿酸血症，脂肪肝，冠動脈疾患，脳梗塞，骨関節疾患，睡眠時無呼吸症候群，月経異常

　BMIは実は正確ではないとすでに説明しました。BMIが25以下でもCT検査で内臓脂肪が100 cm^{2}以上認められれば、もちろん病的な肥満です。

入院の目的

　入院の目的は、入院期間中に痩せることではありません。これが一番大切な注意点です。ある期間で、特に短期間で、痩せるプロジェクトは必ずリバウンドします。一生続けるプロジェクトが大切なのです。太り過ぎていることが健康に悪

いことを理解し，痩せることは簡単ではないことを納得します。そして一生続けられる肥満防止法を身に付けて，ぼつぼつと痩せていくことを目標にします。心と体の改善をゆっくり確実に行うことが最大の目的です。

自分の正しい認識を

　なにかを改善しようとするときに，現状をしっかり把握していなければ，正しく是正できませんね。会社でも組織でも，一流でないということを自覚している会社や組織は一流になれる可能性がありますが，二流，ましてや三流のくせに，一流かなと勘違いしている会社や組織は絶対に改善しませんね。同じように，自分の欠点がわかっていなければ自分の行動や習慣を修正しようとは思いません。肥満も同じなのです。肥満による自分の現在の損失，将来にわたる健康障害に起因する不利益の可能性，肥満の原因などを正確に知らなければ，肥満解消の一歩を正しく歩み出せませんね。納得して，腑に落として，そしてやっと行動に移れると思っています。あまりにも太り過ぎとあまりにも痩せ過ぎは問題なのです。少々太っているのは許容範囲です。痩せ過ぎは太り過ぎよりも健康に悪いことが多いのです。自分の体に敏感になって，正しい知識で対処していきましょう。

第3章　肥満合併症治療入院プロジェクト

肥満解消は簡単ではないと体感する

　肥満は短期間では生じないことを体感しましょう。そして減量も短期間では達成できないことを体感しましょう。7,200 kcal の余剰栄養摂取で脂肪が 1 kg, 体に付きます。基礎代謝を 2,000 kcal 前後とすると，1 日に約 10,000 kcal を摂取すると脂肪が 1 kg 増えるのです。カツカレー（1,200 kcal）を 8 杯食べれば達成ですね。メロンパン（500 kcal）を 20 個食べると達成です。1 日で 1 kg 増えるのも実は結構大変ですね。ですから 1 kg の体重の増減は通常は水のバランスで生じる誤差範囲なのです。

　もっと大変なのは痩せることです。7,200 kcal を運動で消費するには，フルマラソンを約 2 回です。それも食事は基礎代謝相当の 2,000 kcal しか摂らない場合です。そんなのは現実的に僕たちには無理ですね。2 時間の散歩やゴルフ 1 ラウンドは約 150 kcal ですから，毎日行ったとして 7,200 kcal を消費するには 50 日必要です。短期間で太ることも大変ですが，短期間で痩せることははるかに大変ですね。

自分の希望するカロリーを摂取

　入院中の 1 日摂取カロリーは自分で決めましょう。1,600, 1,800, 2,000, 2,200, 2,400 kcal の食事を用意しています。本人が決められないときは，通常は 1,600 kcal にします。1,600

kcal を体感して下さい。そして 1,600 kcal でも 7 日の入院ではほとんど痩せないことを実感してください。

毎朝，夕の体重測定

体重が 1 日で結構変動することを理解します。これは水の出入りです。1 kg 前後の体重変動は当然であることを理解します。通常は起床後で，トイレをすませた後が体重は最も軽いことが多いです。夜中に汁をかいてやや脱水状態になり，かつ夕食からの時間が長いためです。体重に一喜一憂しない訓練を積みます。

同時に体脂肪率も測定して下さい。これも微妙に上下することを体感して下さい。何となくの指標として利用しましょう。

エアロバイクで運動のカロリー数を体感

運動は基礎代謝を上げるために，つまり痩せやすい体を作るためには必要ですが，運動だけでは簡単には痩せないことを体感しましょう。太り気味の方にはランニングは危険です。膝の故障の原因になりますので，水泳か自転車が膝には安全です。自転車を公道で乗ると，慣れるまでは交通事故や転倒の危険がありますので，まずはエアロバイク（固定されてペダルを踏むバイク）で試しましょう。体重が膝ではなく

サドルにかかるので膝の故障の心配がなくなります。心拍数計を付けて心臓の負担になりすぎない負荷で約30分の運動をしましょう。何カロリーを燃やせたかを体感して下さい。通常は150 kcal 前後です。

7,200 kcal で 1 kg の脂肪ですから，

150（kcal）÷7,200（kcal）×1,000 = 20 g

の脂肪の減量効果であることを体感して下さい。

食品カロリーの勉強

　食品のカロリーをだいたい覚えましょう。カロリーが記載された本にはいろいろなものがあります。カツカレーが1,200 kcal と記載されている本もあれば，1,000 kcal，900 kcal の本もあります。大切なことはそれぞれの本の比較ではないのです。本の中でいろいろな食品を比べて下さい。脂肪を使う食品は結構なカロリーです。牛乳でも低脂肪と普通の牛乳では結構違います。肉でもサーロインと赤身では結構違います。脂ののったサンマと油がないタラもまったく違います。バターやマーガリン，マヨネーズが少ない量で相当の高カロリーと理解できます。軽いクロワッサンでも 200 kcal 近くあります。トータルが 2,000 kcal となるのは簡単であることを理解しましょう。カロリーの高い食品を食べるなというつもりはありません。カロリーを理解して，少し控えめに食べればそれでよいのです。なにも知らずに食べることが問

題です。おいしい食品は少し食べる。そんな食生活の改革が必要なのですね。

もう少し食べたい時にやめる

　1,600 kcal を食べていると，最初はいつも空腹です。そんな空腹感に慣れましょう。もしも間食をしたいのであれば，時間を決めて，カロリーを計算して食べましょう。10時と15時でも結構です。水太りの患者さんは空腹では眠くなります。そして気合いが入りません。間食は時間を決めて少量で対処しましょう。砂糖入りの清涼飲料水は厳禁です。また寝る前の2〜3時間は食事をしない習慣を身につけましょう。就寝直前の食事は太る元凶です。就寝時は副交感神経が優位となって，いわゆる冬眠状態になります。エネルギーはすべて蓄積されるのですね。その上，朝起きてもなんだか胃が重く，食欲がない状態にもなります。朝はすっきりとお腹が空いている状態が必要です。そして朝ご飯を食べて，規則正しい生活を送ることが大切です。くれぐれも就寝直前の大食は止めましょう。そうであれば，夜食のラーメンなどは肥満解消にはとんでもないことであると理解できますね。

朝食はきちんと食べる

　朝食はしっかり食べましょう。朝食を抜くと，昼食の量が

第3章　肥満合併症治療入院プロジェクト

増えます。朝食はご飯の方が，同じカロリーであれば腹持ちはよいのです。パンは水分が飛んでいる分，食べ応えがありません。同じ理由で，ご飯よりもお粥やおじやの方が，同じ分量であればカロリーは断然少ないのですね。そんなことも入院中に体感して下さい。

適切な運動の勉強

まず，散歩からですね。正しい歩行を習いましょう。ジョギングやランニングのように，両足が地面から同時に離れることはある程度減量してからにしましょう。ともかく正しい歩行を覚えて，そして少々早足で，軽く息が上がる程度の運動を30分できるようになりましょう。これは減量のためではありません。痩せやすい体を作ること，リバウンドしにくい体を作ることが目的です。減量の基本は食生活の改善しかありません。ある程度痩せると激しい運動が可能となります。そうなれば激しい運動でしっかりとカロリーを消費すれば，たくさん食べても太らなくなります。

CTで内臓脂肪を正確にチェック

腹囲の測定は内臓脂肪が $100\,cm^2$ 以上かを推測するための簡便な方法としてメタボリックシンドロームの最初の1歩とされているのです。入院した場合には，正確な内臓脂肪の面

積を測定しましょう。そのCT像のコピーを手にして，しっかりと見つめて下さい。皮下脂肪と内臓脂肪の量を。そして半年，1年後に再度同じCT検査を行って，内臓脂肪の減量効果を確認しましょう。自分の現状を知ることが何より大切です。

デュアルスキャンで内臓脂肪を頻回にチェック

　CT検査で測定する内臓脂肪量は正確ですが，CT検査は軽度の放射線被曝を伴うので，頻回の測定には向きません。一方，放射線を使用しないデュアルスキャンは数分で，ほぼ正確な内臓脂肪量を測定できます。世界で最初にオムロンヘルスケア株式会社が製品化したもので，内臓脂肪のチェックには最適の器械です。毎日内臓脂肪を測定しても全く体に害はありません。つまり，経過観察に使用するには最適な道具ということです。体脂肪は皮下脂肪と内臓脂肪に分類されますが，テレビなどで解説する時は，内臓脂肪は「超悪」，皮下脂肪は「ちょい悪」と表現しています。

　体重に大した変化がなくても内臓脂肪が減少すれば素晴らしいのです。また，ちょい太りも皮下脂肪が多いときには問題は少なく，内臓脂肪が多ければ要注意と理解できます。肥満を扱う病院やクリニックにどんどん普及することを願っています。

採血

　糖尿病のチェックのために HbA1c を測定します。3ヵ月間の平均的な血糖の値に比例します。中性脂肪，総コレステロール，善玉コレステロール（HDL），悪玉コレステロール（LDL）を測定します。これは脂質代謝異常の診断のためです。痛風の検査には尿酸値を測定します。脂肪肝を推測するために γGTP や他の肝機能値（T-Bil, AST, ALT など）も測定します。

心電図

　心筋梗塞や狭心症，または不整脈などのチェックです。運動を行ってよいかを調べます。安静時の通常の心電図の他に，負荷をかけて，つまり運動をしながらの心電図を測定します。それによって運動の安全域が判定できます。不整脈が見つかれば，24 時間心電図を測定するホルター心電図検査を行います。

睡眠時無呼吸のチェック

　いびきがある方や，熟眠感がない人には，せっかく入院しているので，睡眠時無呼吸のチェックを行います。簡単な機

械を一晩装着すると睡眠時無呼吸の検査が可能です。疑いがあれば，次の日からはCPAPという機械を装着して寝てみます。そして熟眠感が得られれば，CPAPを常時行った方がよいのです。熟眠感は成長ホルモンの分泌を促し脂肪を燃やす働きを助長します。CPAPの装着だけで数kg痩せる人も少なくないのです。

腰・膝 X 線検査

腰や膝の骨の写真を撮影します。運動に耐えられるか，運動してはいけない状態かのチェックです。具体的には膝の関節や股関節のチェックなどです。腰骨にヘルニアなどがないかも調べます。X線写真で疑われればMRI検査で詳しく調べます。

胸部 X 線検査

胸のX線写真です。心臓の肥大や肺病変がわかります。運動前には必ず必要な検査です。

心臓超音波検査

運動すると苦しいときなどは心臓の超音波検査が必要です。心臓の動きを見ることができます。心臓の弁の異常がわ

かります。心臓が拍出する血液量もわかります。つまり運動してよいかが判断できます。

頸動脈エコー

頸動脈は動脈硬化の進展がわかりやすい動脈です。また頸動脈が狭くなっているときは，一時的な意識消失発作を生じます。超音波検査で動脈硬化の進展や，狭窄がわかりますので，必須の検査と思います。

脈波（ABIとPWV）

下肢と上肢の血圧を測る検査です。下肢の動脈閉塞や狭窄の状態が簡単に検査可能です。心臓から拍出された血液は体中で同じ圧力を呈します。それは血圧として表示されます。正確には心臓からの距離が長いほどやや血圧は上昇します。下肢の血圧／上肢の血圧の正常値は1.1ですが，0.9以下であれば動脈硬化症による下肢の血管の病変を疑います。

また，脈の速度を測ることにより，血管の固さを推定し，血管年齢を計測します。

胃内視鏡検査，大腸内視鏡検査

肥満症では大腸がんの頻度が増加することがわかっていま

す。便の潜血検査が陽性であれば，胃内視鏡検査と大腸内視鏡検査を施行します。

減量計画の原則

①ぽつぽつ痩せる（一生続ける），1ヵ月で1kg以内
②炭水化物，たんぱく質，脂肪を必ず摂る
③野菜・果物を多くする
④塩分を減らす
⑤動物性脂肪を避ける

朝の散歩

　愛誠病院の前は石神井川が流れています。桜のシーズンは素晴らしい光景です。両岸に桜が延々と並んでいます。桜のシーズンでなくても両岸が遊歩道ですから，天気がよければ朝食前に散歩をしましょう。早足で心臓が少々ドキドキするぐらいの運動負荷を心がけます。

　スポーツ用の心拍数モニターを付けて散歩をしてみましょう。心拍数モニターは，胸にバンドを巻くことで心臓の拍動を拾い，腕時計タイプの表示装置に電波を送ります。自分の心拍数を体感して下さい。ぜひ，散歩では100以上となるような早足の散歩を30分行って下さい。

　入院中の心電図検査などで，運動制限が不要であれば，あ

第3章　肥満合併症治療入院プロジェクト

なたの最大心拍数は,
　最大心拍数＝220－年齢
で計算できます。この最大心拍数の60％までは運動経験がなくても安全です。つまり50歳であれば,
　(220－50)×0.6＝102
となります。

　まず心拍数が102ぐらいになる運動を体感して下さい。次第に運動に慣れれば,最大心拍数の70％である119ぐらいの運動を体感して下さい。そして最大心拍数の80％まで運動強度を上げても大丈夫です。最後には90％に上げても大丈夫です。運動に慣れて,将来,水泳や,自転車,ジョギングなどをするときの目安になります。

　しかし,数字はデジタルですね。ですから万人に共通に同じことを押しつけることはあまり意味がありません。大切なことは自分の普段の心拍数を知り,ドキドキする心拍数を知り,気持ちがよい運動となる心拍数を知ればよいのです。その目安が上記ですが,それに固執することはありません。自分の心臓の動きに気を配れるようになると楽しいのです。人と比べるのではなく,自分の中での心拍数を比較して下さい。

活動量計

　散歩の運動量の目安として歩数計を用いることは励みにな

ってとてもよいことです。しかし，ゆっくり歩く1万歩と少し早足の1万歩では消費するエネルギーは当然に異なります。そこで3次元の移動量を測定し，消費したカロリーが推測できる機械が活動量計です。これを1日つけておくとだいたいの消費カロリーが算出されますので，カロリーが表示されない歩数計に比べて，励みになるのです。また，自分では結構動いているようでも実際のカロリー消費量が少ないことも腑に落ちると思っています。

漢方薬の選択

　漢方薬だけで痩せることは無理です。外来で「痩せる漢方薬をくれ」という患者さんには，そんな夢のような薬はないと言い放っています。何でも食べたい，でも痩せたいというのは無理なのですね。まずそれを理解し腑に落として下さい。漢方薬はそれぞれの人に合わせて処方します。それが体に合うといろいろな症状や訴えが治ります。食養生をしっかりと行って，適度の運動をすれば，漢方薬が役に立つのです。そんな立ち位置で漢方薬を使用しましょう。まず便秘を治すために漢方薬を使用します。便秘は栄養をとことん吸収する原因となります。便秘状態の腸内細菌は痩せるためには有益とならないでしょう。快便快食快眠が大切です。まず便通を漢方薬で整えて，次に体に合う漢方を探しましょう。

第3章　肥満合併症治療入院プロジェクト

市販の漢方痩せ薬の危険性

　防風通聖散(ぼうふうつうしょうさん)という漢方薬が薬局でも売られています。これには黄芩(おうごん)という生薬が含まれていて，肝機能障害がまれに生じます。ですからぜひ，医師に処方を受けて内服して下さい。そしてときどきは肝機能チェックのための採血検査を行いましょう。爆発的にこの漢方薬は販売されています。ですから，まれな肝機能障害も服用人数がとても多いので，その結果として，断トツで漢方薬の肝機能障害部門ではトップという悪名がつきました。そしてこの薬だけを飲んで痩せることはありません。まず，この薬がその人の体質に合っていることが大切で，そして漢方薬の内服以外に，食生活の管理が最重要です。食生活の管理を無視して防風通聖散(ぼうふうつうしょうさん)を内服しても効果はありません。

愛誠病院

　公益財団法人愛世会愛誠病院は東京都板橋区にあります。1万坪の敷地に急性期病床，慢性期病床，精神神経科病床，老人保健施設，健診部門を有する病院です。国が管轄する公益財団法人としては結核予防会に次いで，日本で2番目に認可された病院です。地域医療を含めた社会貢献を行っています。そこで肥満合併症治療入院プロジェクトも社会貢献の一環として始めました。入院は個室で，個室の差額費用は1日

あたり1,000～3,000円と都内の病院としては破格の安さです。ぜひ，肥満合併症治療入院を体験して下さい。通常は7泊8日の入院です。その後は毎月または数ヵ月に1回の外来通院です。

第3章　肥満合併症治療入院プロジェクト

痩せる方法のまとめ

腑に落とすこと

①心と体の改善を一生行うものと理解する
②時間を区切ったダイエットは，リバウンドの誘因になる
③痩せるためには食生活の制限しかないと腑に落とす
④運動は太りにくい体を作るためである
⑤漢方薬は補完的であるが，有効だ

実際の方法

①主食を3分の1減らす
②甘い清涼飲料水は飲まない
③間食はしない
④コーヒーや紅茶は砂糖なしで飲む
⑤揚げ物や天ぷらは控えめに
⑥食べてすぐに寝ない
⑦適度の運動をする
⑧よく眠るようにする

あとがき

　僕の90kg近くあった体重が，漢方的思考によって約70kgになりました。そして，運動を始めたことでさらに体重は減少し66kgとなりました。そして漢方薬と運動によってますます快適な生活を毎日送っています。そんな僕の肥満解消大作戦の成功体験をもとに，患者さんで肥満症の方も，何人も痩せました。

　超肥満の患者さんには誠意を持って，「デブは死ぬよ」と言うことが大切と思っています。お金儲けを考える外来ではそんな危険な発言は患者離れをおこす懸念が頭をかすめますので言い出せません。しかし，医療者として本当に患者さんのことを思っていれば，あまりに太っている人に，優しさを込めて叱咤激励することは医師の責務と最近は思っています。「僕もデブだったんだよ」というとみんなびっくりします。そして寄り添ってあげながら，ちょい太りぐらいの体重に気長に，時間をかけてするのです。決してリバウンドしないように。

　こんな肥満解消大作戦の努力に前後して，厚生労働省がメタボ検診を推奨し始めました。国として，国策として，超肥満を減らそう，肥満による合併症を減らそうという作戦です。メタボリックシンドロームのいろいろな数値に疑念がある人もいるでしょうが，僕にはそんな個々のデジタル感よりも，超肥満を減らすことは，医療費の削減にもなり，何より

あとがき

本人が幸せになるとアナログ的に思っています．愛誠病院の健診部門でも，たくさんのメタボリックシンドローム該当者が拾い上げられます．しかし，その後に彼ら，彼女達を正しくフォローするシステムが愛誠病院としても，国全体としても，あまり確立されていません．そこで，公益財団法人である愛誠病院として，国策に沿ってしっかりと肥満解消に取り組もうとしたのが，愛誠病院肥満合併症治療入院プロジェクトの始まりです．そして正しい情報を正しく伝え，多くの人たちのためになる本を書きたいと思ったのです．

　愛誠病院肥満合併症治療入院プロジェクトを通じて，日本国民の肥満に伴う合併症を減らすことに少しでも貢献できれば，この本を書いた甲斐があります．愛誠病院肥満合併症治療入院プロジェクトに参加してくれている医師やパラメディカル，事務職員の皆さんに感謝すると共に，野村貴久氏，そして新興医学出版社の磯井啓輔氏と林峰子社長に深謝申し上げます．

2012 年 1 月吉日

新見正則

150 キロカロリーの目安

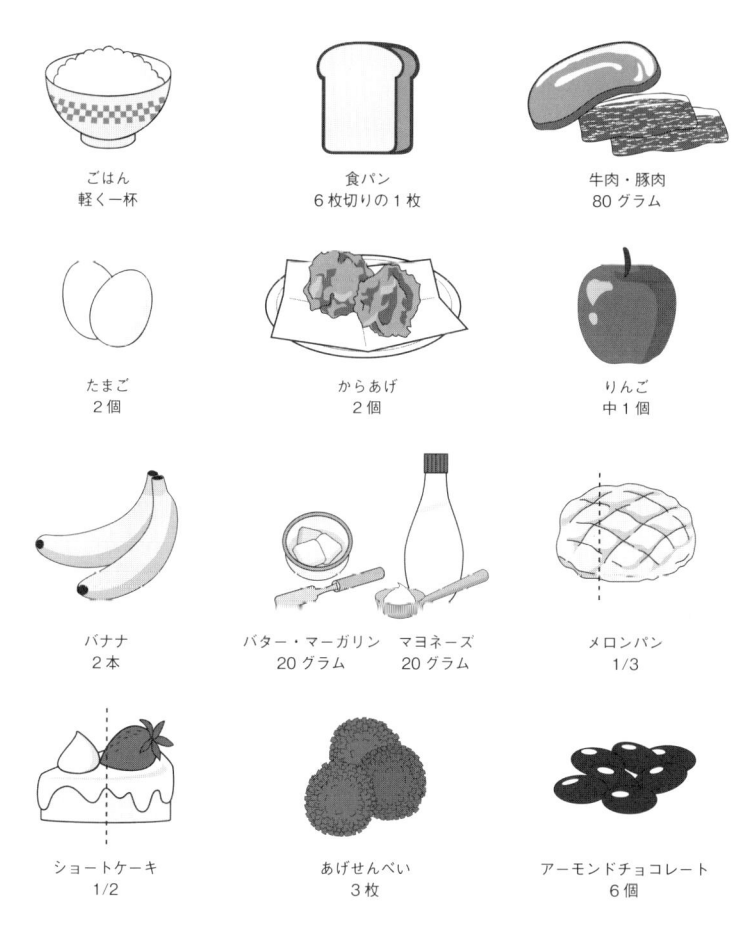

ごはん
軽く一杯

食パン
6枚切りの1枚

牛肉・豚肉
80グラム

たまご
2個

からあげ
2個

りんご
中1個

バナナ
2本

バター・マーガリン
20グラム

マヨネーズ
20グラム

メロンパン
1/3

ショートケーキ
1/2

あげせんべい
3枚

アーモンドチョコレート
6個

150 キロカロリーの目安

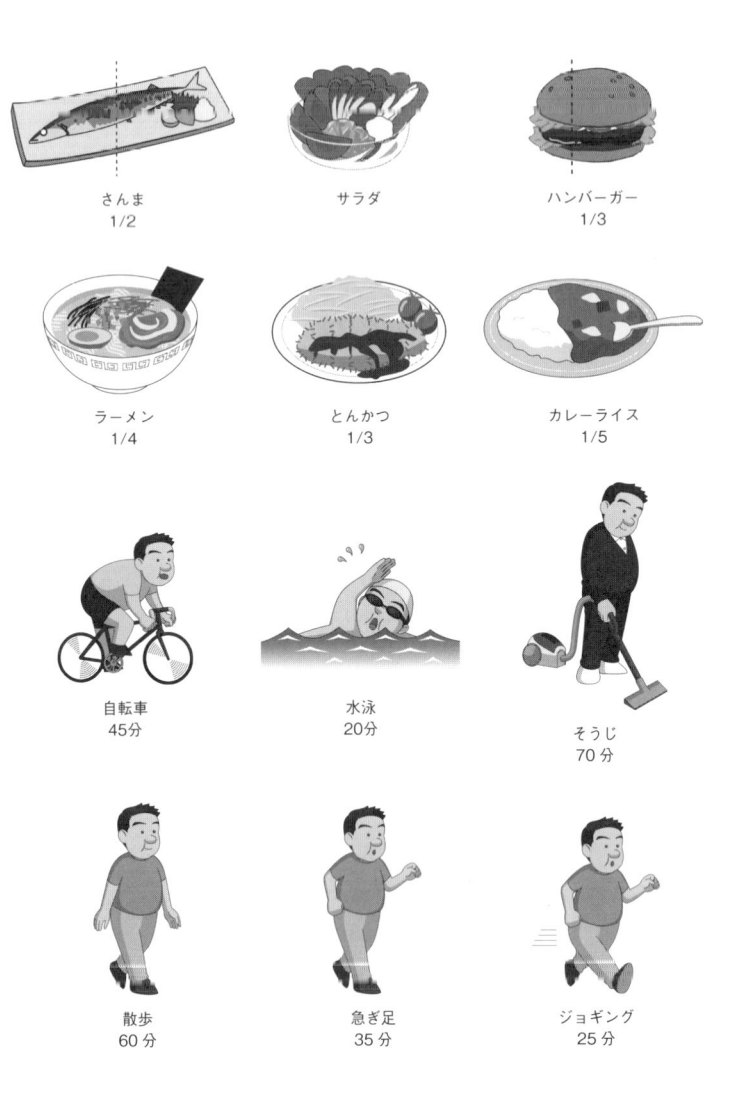

さんま 1/2	サラダ	ハンバーガー 1/3
ラーメン 1/4	とんかつ 1/3	カレーライス 1/5
自転車 45分	水泳 20分	そうじ 70分
散歩 60分	急ぎ足 35分	ジョギング 25分

愛誠病院 肥満合併症治療入院ホームページ

http://aisei-byouin.or.jp

公益財団法人 愛世会 愛誠病院　　　　　　　　　　　　　　　　aisei-byouin.or.jp

愛誠病院健康管理センターが行っている毎年12万人以上の健診で、40〜50歳代の肥満の割合は約35％です。痩せればいろいろな体の訴えや不調が改善すると解っていながら、それを実行できません。太りすぎは早死にであるということを漠然と理解していながら、肥満解消に踏み出せません。特定保健指導を行ってもその効果は限られています。そこで、正しい肥満解消の指導と現存病変の発見・治療を行うために肥満合併症治療入院プロジェクトを立ち上げました。

特徴　ダイエットをするための入院ではありません。

肥満合併症治療入院の目的とは

- 肥満は食べ過ぎによって起こることを納得する。
- 運動は健康維持には必要だが、痩せないことを知る。
- 一生涯使える生活習慣の改善、食生活の管理を覚える。
- 現在の肥満に合併する病気に対して正しい治療を行う。

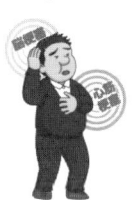

PICK UP

ダイエットだけの入院は対象になりません。BMIが25以上で、下記の10疾患群のいずれかひとつ以上が認められる方が対象です。（BMIとは体重÷身長÷身長）10疾患：耐糖能異常、脂質代謝異常、高血圧高、尿酸血症、脂肪肝、冠動脈疾患、脳梗塞、骨関節疾患、睡眠時無呼吸症候群、月経異常

※上記合併症が認められない場合は、保険適応となりません。

メタボリックシンドローム（診断基準）

まず、おへその位置でウエストサイズ（腹囲）を測ってみましょう。男性で85cm以上、女性で90cm以上は要注意！ウエストサイズが基準値をオーバーし、以下の項目のうち、2つ以上該当でメタボリックシンドロームです。チェックしてみましょう。

脂質：中性脂肪値が150mg/dl以上か、HDLコレステロール値が40mg/dl未満、またはその両方に当てはまる。
血糖：空腹時血糖値が110mg/dl以上
血圧：収縮期血圧が130mmHg以上か、拡張期血圧が85mmHg以上またはその両方に当てはまる。

肥満を計る物差し（BMI）

同じ体重でも、身長の違いによって肥満の程度が違います。この体重と身長の関係から肥満度を見るのがBMIで、以下の方法で算出できます

BMI＝体重（Kg）÷身長（m）÷身長（m）

例）身長165cmで、体重67kg
BMIは67÷1.65÷1.65＝24.61
この人のBMIは24.61となります。
BMI値18.5〜24.9が正常で、25以上を"肥満"、18.5未満を"やせ"と判定します。

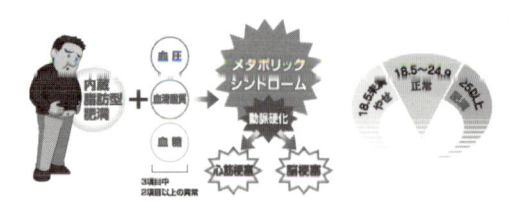

肥満解消入院プロジェクトについて

7泊8日

基本的に7泊8日の入院です。
火曜日入院で、翌週の火曜日に退院です。（適宜変更可能）

1 食生活の指導

管理栄養士が専門家の立場からお話しをします。
管理栄養士の説明がわかりやすくなるようなDVDや本が用意してあります。
実際のお食事でカロリーの計算練習や、美味しく食べる、美味しく作るコツを学んでください。
食生活の管理を一生行う必要があると理解してください。
○○ヶ月ccダイエットなどは、まったく意味がないと体感してください。
リバウンドは痩せ難い体を作っていることを納得してください。
外食のカロリーがどれだけ高いかを知ってください。
150キロカロリーの食品や飲料を覚えましょう。

2 運動の実際

静止している自転車を漕いで、150キロカロリーの運動を体感してください。
運動は健康維持に大切であることを理解してください。
運動だけで痩せることは通常不可能であることを腑に落としてください。
風光明媚な石神井川の散歩などを毎日行いましょう。

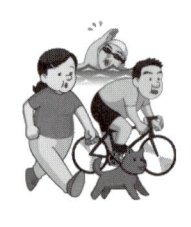

3 合併症の治療

現在すでに病気のある方は、その病気を正しく理解しましょう。合併症は減量で改善することを納得しましょう

4 隠れた病気の発見

肥満症はいろいろな病気の大きなリスクファクターです。隠れた病気を見つけましょう。どの程度の運動を行って差し支えないかを医学的に診断しましょう。なんとなく不調な原因を調べましょう

5 現状の把握

CTスキャンで内臓脂肪を正確に測定しましょう。健診で要チェックと指摘されているものは、しっかりと検査しましょう。

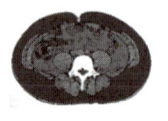

赤・・・内臓脂肪

青・・・皮下脂肪

豊誠病院で出来る検査

CT／MRI／採血／PWV（血圧脈波検査）／胃・大腸内視鏡検査／骨粗鬆症／レントゲン撮影／SAS（睡眠時無呼吸検査）
内臓脂肪測定装置（オムロンコーリン社製・デュアルスキャン）　など

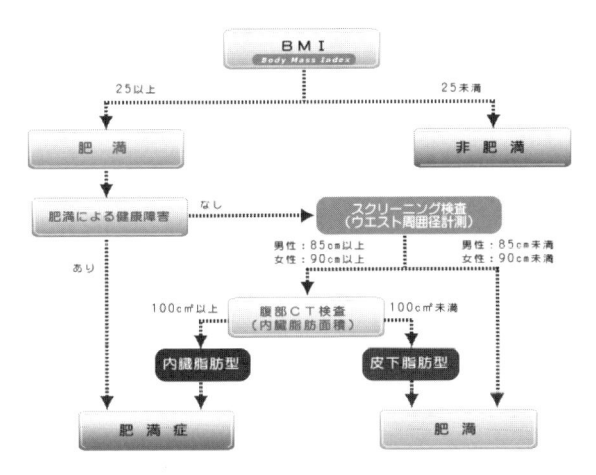

```
                    ┌─────────────┐
                    │    BMI      │
                    │Body Mass Index│
                    └──────┬──────┘
           25以上          │         25未満
        ┌─────────────────┴─────────────────┐
        ▼                                   ▼
   ┌─────────┐                        ┌─────────┐
   │  肥 満  │                        │ 非肥満  │
   └────┬────┘                        └─────────┘
        │              なし     ┌──────────────────┐
   ┌────┴──────────┐ ········▶ │ スクリーニング検査 │
   │肥満による健康障害│           │(ウエスト周囲径計測)│
   └────┬──────────┘           └──────┬───────────┘
        │あり          男性：85cm以上  │  男性：85cm未満
        │             女性：90cm以上   │  女性：90cm未満
        │        100cm²以上  ┌────────┴────┐ 100cm²未満
        │         ┌─────────│ 腹部CT検査  │─────────┐
        │         │         │(内臓脂肪面積)│         │
        │         ▼         └─────────────┘         ▼
        │    ┌─────────┐                      ┌─────────┐
        │    │内臓脂肪型│                      │皮下脂肪型│
        │    └────┬────┘                      └────┬────┘
        ▼         ▼                                ▼
   ┌─────────────────┐                        ┌─────────┐
   │     肥満症      │                        │  肥 満  │
   └─────────────────┘                        └─────────┘
```

日本肥満学会肥満症診断基準検討委員会作成資料より

お問い合わせ

〒173-8588
東京都板橋区加賀1-3-1
公益財団法人 愛世会 愛誠病院
03-3961-5351 （医事課）

愛誠病院 健康管理センター 受診者BMI統計【男性】【22/4/1-23/3/31】

BMI	全体 合計	全体 構成比	40代 人数	40代 構成比	50代 人数	50代 構成比	60代 人数	60代 構成比
10	0人	0.0%	0人	0.0%	0人	0.0%	0人	0.0%
11	0人	0.0%	0人	0.0%	0人	0.0%	0人	0.0%
12	0人	0.0%	0人	0.0%	0人	0.0%	0人	0.0%
13	1人	0.0%	0人	0.0%	0人	0.0%	0人	0.0%
14	15人	0.0%	2人	0.0%	1人	0.0%	1人	0.0%
15	77人	0.1%	7人	0.0%	12人	0.1%	4人	0.1%
16	449人	0.6%	40人	0.3%	38人	0.3%	15人	0.3%
17	1,350人	1.7%	134人	0.9%	116人	0.8%	39人	0.8%
18	2,912人	3.7%	297人	2.0%	198人	1.4%	120人	2.5%
19	4,965人	6.3%	608人	4.2%	456人	3.1%	187人	3.9%
20	7,240人	9.2%	972人	6.7%	817人	5.6%	306人	6.3%
21	8,877人	11.2%	1,301人	9.0%	1,207人	8.3%	501人	10.4%
22	9,670人	12.2%	1,718人	11.8%	1,630人	11.2%	580人	12.0%
23	9,175人	11.6%	1,722人	11.9%	1,835人	12.6%	660人	13.7%
24	8,260人	10.4%	1,646人	11.3%	1,843人	12.7%	645人	13.4%
25-29	21,345人	19.4%	4,815人	22.0%	5,369人	24.6%	1,583人	23.4%
30-34	3,994人	4.5%	1,057人	6.3%	856人	5.2%	170人	3.3%
35-39	653人	0.7%	175人	1.0%	108人	0.6%	7人	0.1%
40以上	134人	0.2%	36人	0.2%	23人	0.1%	2人	0.0%
合計	79,117人	100.0%	14,530人	100.0%	14,509人	100.0%	4,820人	100.0%
単純平均BMI	23.8		24.7		24.7		24.1	
延べBMI	1,886,664.4		358,865.4		359,119.0		116,119.0	

愛誠病院 健康管理センター 受診者 BMI 統計【女性】【22/4/1-23/3/31】

BMI	全体 合計	全体 構成比	40代 人数	40代 構成比	50代 人数	50代 構成比	60代 人数	60代 構成比
10	1人	0.0%	0人	0.0%	0人	0.0%	0人	0.0%
11	3人	0.0%	0人	0.0%	1人	0.0%	0人	0.0%
12	3人	0.0%	0人	0.0%	0人	0.0%	0人	0.0%
13	13人	0.0%	1人	0.0%	1人	0.0%	2人	0.1%
14	58人	0.1%	7人	0.1%	6人	0.1%	3人	0.1%
15	304人	0.7%	20人	0.3%	17人	0.4%	8人	0.4%
16	1,185人	2.7%	106人	1.7%	69人	1.5%	29人	1.4%
17	2,971人	6.7%	302人	5.0%	134人	2.9%	51人	2.4%
18	5,430人	12.3%	601人	9.9%	389人	8.4%	130人	6.1%
19	6,948人	15.7%	838人	13.8%	521人	11.3%	195人	9.2%
20	7,002人	15.8%	938人	15.4%	606人	13.1%	224人	10.6%
21	5,674人	12.8%	765人	12.6%	609人	13.2%	285人	13.5%
22	4,384人	9.9%	644人	10.6%	532人	11.5%	303人	14.3%
23	3,099人	7.0%	481人	7.9%	433人	9.4%	242人	11.4%
24	2,114人	4.8%	359人	5.9%	352人	7.6%	176人	8.3%
25-29	4,116人	9.3%	768人	12.6%	788人	17.1%	400人	18.9%
30-34	793人	1.8%	199人	3.3%	130人	2.8%	63人	3.0%
35-39	172人	0.4%	44人	0.7%	18人	0.4%	5人	0.2%
40以上	37人	0.1%	8人	0.1%	7人	0.2%	0人	0.0%
合計	44,307人	100.0%	6,081人	100.0%	4,613人	100.0%	2,116人	100.0%
単純平均BMI	21.3		22.0		22.5		22.8	
延べBMI	943,631.1		133,892.7		103,542.4		48,179.0	

参考文献

1) 大櫛陽一:『メタボの罠』角川 SS コミュニケーションズ，2007
2) 松澤佑次:『脂肪細胞の驚くべき真実』中央法規出版，2008
3) 成井浩司:『意外とこわい睡眠時無呼吸症候群』講談社，2007
4) 鎌田　寛:『ちょい太でだいじょうぶ』集英社，2006
5) 加藤五十六:『肥満自転車』枻出版社，2010
6) 宮崎　滋:『肥満症教室』新興医学出版社，2002
7) 日本肥満学会:『小児の肥満症マニュアル』医歯薬出版，2004
8) 伊藤　裕:『臓器は若返る』朝日新聞出版，2010
9) 菅原正弘:『よくわかるメタボリックシンドローム脱出法』講談社，2008
10) ディードリ・バレット著，小野木明恵訳:『加速する肥満』エヌティティ出版，2010
11) 岡田正彦:『人はなぜ太るのか，』岩波書店，2006
12) 岡田正彦:『あと 5 kg がやせられないヒトのダイエットの疑問 50』ソフトバンククリエイティブ，2009
13) 新見正則:『本当に明日から使える漢方薬』新興医学出版社，2010
14) 新見正則:『西洋医がすすめる漢方』新潮社，2010

15) 新見正則:『プライマリケアのための血管疾患のはなし 漢方療法も含めて』メディカルレビュー社, 2010
16) 新見正則:『フローチャート漢方薬治療』新興医学出版社, 2011
17) 新見正則:『リラックス外来トーク術　じゃぁ、死にますか？』新興医学出版社, 2011
18) 新見正則:『簡単モダン・カンポウ』新興医学出版社, 2011
19) 新見正則:『じゃぁ、そろそろ運動しませんか？』新興医学出版社, 2011
20) 新見正則：iPhone アプリ『フローチャート漢方薬治療』新興医学出版社, 2011

著者紹介　新見　正則　Masanori Niimi, MD, DPhil, FACS

1959 年　京都生まれ
1985 年　慶應義塾大学医学部卒業
1985〜1993 年　慶應義塾大学医学部一般・消化器外科
1993〜1998 年　英国オックスフォード大学医学部博士課程
1998 年　Doctor of Philosophy（DPhil）取得
1998 年〜　帝京大学に勤務
2010 年〜　愛誠病院漢方センター長

帝京大学医学部外科准教授，日本大学医学部内科学系統合和漢医薬学分野兼任講師，アメリカ外科学会フェローFACS，愛誠病院下肢静脈瘤センター顧問，愛誠病院漢方外来統括医師
専門領域：血管外科，移植免疫学，東洋医学，労働衛生コンサルタント
著書：下肢静脈りゅうを防ぐ・治す．講談社（2002），西洋医がすすめる漢方．新潮社（2010），本当に明日から使える漢方薬．新興医学出版社（2010），プライマリケアのための血管疾患のはなし　漢方診療も含めて．メディカルレビュー社（2010），フローチャート漢方薬治療．新興医学出版社（2011），リラックス外来トーク術　じゃあ、死にますか？．新興医学出版社（2011），簡単モダン・カンポウ．新興医学出版社（2011），じゃぁ、そろそろ運動しませんか？新興医学出版社（2011），iPhone アプリフローチャート漢方薬治療　絶賛発売中！
英文論文多数（IF 約 250），セカンドオピニオンのパイオニアとしてテレビ出演多数．漢方は松田邦夫先生に師事．

©2012　　　　　　　　第 1 版発行　　2012 年 4 月 19 日

じゃぁ、そろそろ減量しませんか？
正しい肥満解消大作戦

（定価はカバーに表示してあります）

検印省略	著　者　　新　見　正　則

発行者　　　　　　　　　　　林　峰　子
発行所　　　**株式会社 新興医学出版社**
〒113-0033　東京都文京区本郷 6 丁目 26 番 8 号
電話 03(3816)2853　FAX 03(3816)2895

印刷　大日本法令印刷株式会社　ISBN 978-4-88002-833-0　郵便振替　00120-8-191625

- 本書の複製権・上映権・譲渡権・公衆送信権（送信可能化権を含む）は株式会社新興医学出版社が保有します．
- 本書を無断で複製する行為，（コピー、スキャン、デジタルデータ化など）は、著作権法上での限られた例外（「私的使用のための複製」など）を除き禁じられています．研究活動、診療を含み業務上使用する目的で上記の行為を行うことは大学、病院、企業などにおける内部的な利用であっても、私的使用には該当せず、違法です。また、私的使用のためであっても、代行業者等の第三者に依頼して上記の行為を行うことは違法となります。
- JCOPY〈(社) 出版者著作権管理機構　委託出版物〉
本書の無断複写は著作権法上での例外を除き禁じられています．複写される場合は、そのつど事前に、(社) 出版者著作権管理機構（電話 03-3513-6969，FAX 03-3513-6979，e-mail：info@jcopy.or.jp) の許諾を得てください。